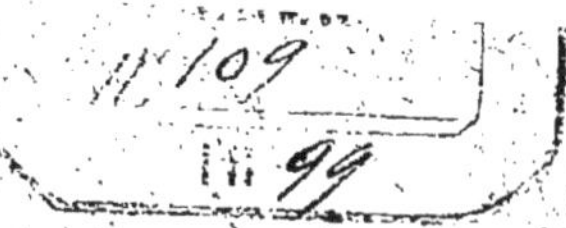

LES
TROUBLES MENTAUX
DE L'ENFANCE

Précis de Psychiâtrie Infantile
Avec les Applications Pédagogiques et Médico-légales

PAR LE

Dr Marcel MANHEIMER

Ancien interne des Asiles de la Seine
et de la Clinique des Maladies mentales à la Faculté
Médecin des Bureaux de Bienfaisance de Paris

PRÉFACE DE M. LE PROFESSEUR JOFFROY

PARIS
SOCIÉTÉ D'ÉDITIONS SCIENTIFIQUES
4, RUE ANTOINE-DUBOIS, 4
PLACE DE L'ÉCOLE-DE-MÉDECINE

1899

Les Troubles Mentaux

DE L'ENFANCE

PRINCIPAUX TRAVAUX DU MÊME AUTEUR

Un cas d'œdème des Mains chez un mélancolique. (Tribune Médicale, 25 juillet 1896).

Deux Observations de Troubles Vaso-Moteurs d'origine hystérique. (Archives de Neurologie, septembre 1896).

Peur obsédante de rougir. (Médecine Moderne, 27 janvier 1897).

Les Idées de Suicide chez les Hypocondriaques mélancoliques. (En collaboration avec M. Cololian). (Mémoire récompensé par la Société Médico-Psychologique) (1896).

Le Gâtisme au cours des États Psychopathiques. (Thèse de Paris, 1897). Félix Alcan, éditeur. (Ouvrage récompensé par la Faculté de Médecine).

Rythme couplé du cœur et bradycardie chez les mélancoliques. (Communication au Congrès International de Neurologie, Psychiâtrie, etc. de Bruxelles, 1897). Compte-rendus du Congrès. F. Alcan, Éditeur.

Les Horripilations d'origine Hystérique. (Médecine Orientale, février 1898).

Le Traitement des Aliénés au lit. (Tribune Médicale, 14 septembre 1898).

Les Fauteuils d'Aliénés gâteux. (Médecine Orientale, octobre 1898).

Les Aliénés gâteux. — Tome 1 : **Pathogénie et Clinique.** Tome II : **Traitement et Assistance.** (Mémoire récompensé par l'Académie de médecine) (1898).

SAINT-AMAND, CHER. — IMPRIMERIE BUSSIÈRE FRÈRES

LES

TROUBLES MENTAUX
DE L'ENFANCE

Précis de Psychiâtrie Infantile
Avec les Applications Pédagogiques et Médico-légales

PAR LE

Dr Marcel MANHEIMER

Ancien interne des Asiles de la Seine
et de la Clinique des Maladies mentales à la Faculté
Médecin des Bureaux de Bienfaisance de Paris

Préface de M. le Professeur JOFFROY

PARIS
SOCIÉTÉ D'ÉDITIONS SCIENTIFIQUES
4, RUE ANTOINE-DUBOIS, 4
PLACE DE L'ÉCOLE-DE-MÉDECINE

1899
Tous droits réservés

PRÉFACE

—

Mon ancien interne, le Docteur Manheimer, me demande de présenter au public médical son Précis de Psychiâtrie infantile. *Je le fais d'autant plus volontiers que cette publication me paraît devoir être utile à tous ceux qu'intéresse, d'une manière générale, la Science de l'Enfant.*

Les états morbides de l'enfance et de l'adolescence présentent une particularité qui les classe à part en pathologie : c'est que les troubles fonctionnels ou les altérations de tissus qui leur correspondent, surprennent des organes en voie d'évolution, et qu'en conséquence la symptomatologie est modifiée, suivant le degré plus ou moins élevé du développement de l'organe.

D'autre part, les lésions en retardant, en modifiant, ou même en arrêtant ce processus normal, peuvent avoir un retentissement, passager ou durable, sur les fonctions inhérentes aux organes lésés. Cette cause de différenciation de la pathologie infantile est plus particulièrement tangible quand on aborde l'étude des maladies de l'encéphale, surtout en ce qui concerne les fonctions psychiques ; et cette remarque s'applique non seulement aux enfants, mais même aux adolescents, car le développement du cerveau se fait lentement et se termine tard dans la vie.

Quand l'enfant vient au monde, le cerveau commence à recueillir des impressions ; et quoique Flechsig parle déjà d'un certain travail psychique qui s'y formerait dès cette époque, on doit regarder cet organe comme étant surtout passif. L'inexpérience et l'impuissance cérébrales sont telles que, pendant quelque temps, la volonté naissante est incapable de réfréner les mouvements réflexes qui constituent alors presque seuls les manifestations de l'activité nerveuse ; et, s'il y a, d'autre part, emmagasinement d'impressions, celles-ci ne seront utilisées que plus tard.

Dans le cours de la première et de la deuxième

années, la myélinisation du cerveau s'est effectuée : son fonctionnement s'affirme alors chaque jour davantage, la mémoire, principe de toute élaboration mentale, fait de continuelles acquisitions, l'intelligence se développe et s'apprend à réprimer l'acte réflexe pour lui substituer l'acte réfléchi et voulu : la volonté existe réellement.

Puis les éléments nerveux continuent à grandir, leurs neurônes se ramifient et établissent entre eux par leurs prolongements des relations de plus en plus nombreuses, et c'est ainsi que, à l'état normal, on peut suivre le développement simultané et parallèle du cerveau et de ses fonctions les plus complexes.

Mais qu'au milieu de ce processus naturel et régulier, une cause survienne, qui trouble profondément la nutrition des éléments nerveux, qu'une lésion se produise qui comprime, dissocie, ou détruise le tissu cérébral, la fonction est alors déviée : des symptômes divers, en particulier des troubles mentaux, témoigneront de la souffrance de l'organe, et l'entrave apportée à son développement aura souvent les conséquences les plus redoutables. Telle est en effet l'origine soit de certaines prédispositions, soit de certains états morbides comme, par exemple, quelques formes d'idiotie ou d'épilepsie.

Mais si parfois, au cours du développement normal du cerveau, des troubles mentaux peuvent se produire chez l'enfant, comme suite d'une lésion ou d'un trouble profond de la nutrition cérébrale, il est infiniment plus fréquent que l'on puisse les rattacher à un vice originel, à la transmission d'une tare des ascendants au moment de la conception, en un mot, à l'hérédité. C'est là une notion fondamentale qui s'imposera à tout observateur, sachant rechercher, comme il convient, les antécédents héréditaires de ces jeunes malades.

L'histoire de la prédisposition généralement héréditaire, parfois acquise, domine toute l'étude étiologique de l'aliénation mentale : c'est en quelque sorte un coefficient qui multiplie la puissance pathogénique des diverses causes accidentelles, alors qu'en son absence, ces mêmes causes s'affaiblissent au point de devenir parfois absolument inefficaces et stériles.

Cette notion de la prédisposition et de son rôle offre donc toujours un grand intérêt : mais nulle part elle n'est plus utile à retenir qu'en pathologie infantile. C'est qu'en effet, si nous sommes mal armés pour lutter, chez l'adulte, contre la prédisposition et les tendances au fonctionnement anormal de la nutrition, il n'en est pas de même chez l'enfant. Là, le cerveau étant en plein essor d'évolution, on peut, par une hygiène matérielle et morale bien entendue, lutter utilement contre les aptitudes morbides.

Assurément, je ne prétends pas par là que des soins physiques ou moraux convenablement dirigés amèneront la restauration de lésions destructives, ou annihileront des tares transmises par l'hérédité, je veux seulement dire que, dans une notable mesure, l'éducation a une action sur le développement cérébral. Elle constitue un des remèdes les plus actifs à opposer aux défectuosités mentales originelles et aux perversions fonctionnelles qui en dérivent. Bien diriger l'éducation chez les enfants qui viennent au monde en portant le poids, parfois écrasant, d'une hérédité chargée, c'est faire la prophylaxie la plus utile de l'aliénation mentale.

Et, ce ne sont pas seulement les spécialistes qui doivent connaître ces notions essentielles en neurologie et en psychiâtrie, mais tous ceux qui ont à veiller au développement régulier du corps et de l'esprit : les éducateurs et les médecins.

Ce livre ne s'adresse donc pas seulement aux aliénistes ; de là pour l'auteur l'obligation de n'employer qu'une langue simple, accessible à tous. C'est ce que M. Manheimer a fait, avec les qualités de méthode, de clarté et d'érudition que j'appréciais lorsqu'il travaillait à mes côtés, et qui assureront le succès à son Précis de Psychiâtrie Infantile.

Je suis heureux d'être le premier à l'en féliciter.

Paris, le 1ᵉʳ Mai 1899.

A. JOFFROY
Professeur de Clinique des Maladies Mentales.

SOMMAIRE

—

CHAPITRE III. TROUBLES DE L'ACTIVITÉ (INCLINATIONS ET VOLONTÉ).

> Diminution, exagération, perversion de l'activité psychomotrice.

CHAPITRE IV. TROUBLES DE LA CONSCIENCE.

> États crépusculaires, états de stupeur, somnambulisme, extase.

Troisième partie. — DESCRIPTION NOSOGRAPHIQUE

Classification.

I. PSYCHOSES PURES.

> *Manie. Mélancolie. Folie intermittente.*

II. DÉGÉNÉRESCENCE MENTALE.

> *Anomalies simples : Phobies, manies. Aberrations sexuelles.*
> *Bizarreries du caractère.*
> *Folie morale.*
> *Instabilité mentale.*
> *Hypocondrie.*
> *Délires des dégénérés.*

III. NÉVROSES.

> *Neurasthénie.*
> *Hystérie.* — Troubles du caractère et délires.
> *Chorée.*
> *Epilepsie.*

IV. ÉTATS DE RÉGRESSION.

> *Démence de la puberté.* — Hébéphrénie.
> *Paralysie générale.*

V. DÉLIRES TOXIQUES.

> *Infections, auto-intoxications, intoxications.* — *Alcoolisme.*

Quatrième partie. — MÉDECINE LÉGALE

Cinquième partie. — TRAITEMENT ET ASSISTANCE

BIBLIOGRAPHIE GÉNÉRALE

Esquirol, Dès Maladies mentales, etc. Paris, 1838. — Calmeil,
De la Folie sous le point de vue pathologique, philosophique,
historique et judiciaire. Paris, 1845. — Le Paulmier, Affections
mentales chez les enfants, th. Paris, 1856. — Krafft-Ebing,
Lehrbuch der gerichtlichen Medizin, 1875. — Scherpf, Zur Etiologie und Symptomen Kinder Seelestörungen. Leipzig, 1881. —
Krafft-Ebing, Lehrbuch der Psychiatrie, Stuttgart, 1883 et 1890.
Trad. Laurent, 1897. — Kraepelin, Psychiâtrie. Leipzig, 1874.
— Schüle, Traité clinique des maladies mentales. Trad. Dago-
net-Duhamel, 1888. — Emminghaus, Handbuch der Kinderkrankheiten, Psychische Störungen. Tübingen, 1887. — P. Moreau de Tours, La Folie chez les enfants. Paris, 1888. — Des-
croizilles, Traité de pathologie et de clinique infantiles. Paris,
1889. — Trémoth, Lehre vom Irresein beim Kinder, thèse
Freiburg, 1891. — Dœrnberger, Casuistik der Psychosen der
Kinder. München, 1891. — Friedmann, Uber Nervosität und
psychische Störungen im Kinderheit. München, 1892. — Magnan, Leçons cliniques sur les maladies mentales. Paris, 1893. —
Dagonet, Traité des maladies mentales (2e édition). Paris, 1894.
— Scholz, Die Caracterfehler der Kindes. Leipzig, 1895. —
Ballet, Traité de Médecine Charcot-Bouchard, tome VI. —
Maurice de Fleury, Introduction à la Médecine de l'Esprit, 1897.

— BERGERON ET D'HEILLY, Hygiène de l'Enfance, Encyclopédie Rochard, t. VIII. — IRELAND, Mental affections of children, idiocy, imbecility, and insanity. London, 1898. — WILLE, Psychosen der Pubertätsalters. Leipzig, Wien, 1898. — SÄNGER, Maladies nerveuses fonctionnelles chez les Enfants, Münchener medizinische Wochenschrift, 1898, XIV.

Nota. — Ce sont les auteurs les plus récents qu'on trouvera généralement cités de préférence, de telle sorte qu'on n'ait qu'à s'y reporter pour des indications bibliographiques complètes.

ÉVOLUTION PSYCHIQUE DE L'ENFANT
A L'ÉTAT NORMAL

—

Il est d'abord, bon de jeter un coup d'œil sur les différentes étapes que parcourt normalement l'évolution générale de l'enfant. Une division en périodes, quoique artificielle, est commode. Elle n'est peut-être pas nécessaire dans les ouvrages de pédiatrie, puisque nous ne l'y retrouvons pas. Mais ici, elle va nous servir en même temps à classer succinctement les transformations psychiques, telles qu'elles ont été étudiées par les psychologues contemporains, Darwin, Preyer, B. Perez, etc.

A. **Le nourrisson.** — La première période de cette évolution s'étend jusqu'à l'apparition des dents et de la marche, c'est-à-dire qu'elle comprend les deux premières années. — La vie organique (réflexe simple) prédomine alors totalement. Mais l'affectivité commence à paraître, surtout dans ses expressions douloureuses. Les premiers cris du nouveau-né expriment déjà des sentiments désagréables. — Puis, l'attention et la volition s'ébauchent, dès la fin du premier mois. — Vers la fin du troisième, l'enfant a pris conscience du monde extérieur et, en quelque sorte, de sa personnalité.

B. **La première enfance** (*infantia*) s'étend, ensuite, jusqu'à l'âge scolaire. Elle correspond à un développement intensif du cerveau et des organes du mouvement : l'enfant s'habitue à marcher, puis à courir ; à se servir de ses mains pour des travaux personnels (jeu...) Le pouvoir d'attention augmente de plus en plus, de même que les associations d'idées, et la conscience de la personnalité. — Mais le changement capital à cette époque est l'apparition du langage (3e année), Rousseau et Mme Necker y ont même vu une véritable crise psychique : un langage analytique, susceptible de progrès à l'infini, remplace le langage synthétique, nécessairement très limité. Du coup, l'enfant a franchit en quelques mois l'intervalle immense qui sépare la vie végétative de la vie sociale.

C. **La deuxième enfance** (*pueritia*). — A cet âge, âge scolaire, le tempérament et le caractère particulier se dessinent, en partie sous l'influence de l'éducation, familiale et scolaire. Puis se montre la différenciation psychique des sexes, qui était presque nulle dans les premières années. — Chez les jeunes filles, une compréhension plus rapide, un caractère plus docile, plus flexible ; chez les garçons, plus de pétulance. Chez les uns et les autres, à cet âge, la quiétude générale de l'esprit, le respect des autorités, la prépondérance des sentiments expansifs ; la peur du danger.

D. **La Puberté** apparaît à la fin de cette période. On nomme ainsi la crise qui sépare l'enfance de l'âge adulte. D'une très grande importance en psychiâtrie, elle réclame des détails particuliers.

La puberté apparaît vers la 15e année, mais varie dans de grandes proportions, comme d'ailleurs la menstruation qui en est le phénomène indicateur chez la jeune fille, et qui apparaît, elle, à 12 ans, plus précocement encore dans les pays méridionaux, les races orientales, les populations des villes, etc.

Le corps arrive alors au terme de sa croissance, et prend sa forme définitive, la poitrine se dilate, le cœur achève de grossir, le sang devient plus riche en globules rouges. Les muscles se prononcent. De même, les mamelles chez la jeune fille, et le développement des poils axillaires et pubiens dans les deux sexes. Chez le garçon, on voit la première croissance de la barbe. La voix change, mûe, prend un timbre viril.

C'est aussi le signal de modifications importantes du caractère. Des émotions nouvelles surgissent, qui amènent un trouble dans les conceptions et les sentiments antérieurs : le monde se présente sous un aspect nouveau. Les jeunes filles se font réservées, pudibondes, leurs manières prennent de la grâce, de la coquetterie. Des tourments d'amour apparaissent, des propensions à la tristesse, à la solitude, aux pleurs. Inconsciente d'abord de ces changements, la jeune fille tente de déverser l'exubérance de sa sentimentalité en exagérant ses pratiques religieuses (fréquence des vœux monacaux) La tendresse envers les compagnes devient sans bornes, et se manifeste souvent par une correspondance pleine de passion ([1]). — Chez les garçons, la sérénité d'esprit, l'insouciance de l'avenir font place à l'inquiétude : toute tâche, toute obéissance devient insupportable, qui atteint l'indépendance, un rien suscite l'esprit de révolte. Quelques-uns complotent avec leurs camarades d'extraordinaires entre-

---

([1]) Lire les descriptions DE BERNARDIN DE SAINT-PIERRE. dans *Paul et Virginie*; des frères DE GONCOURT, dans *Chérie*.

prises (vie d'aventure, engagements militaires). Tout fiers de leur force, ils affectent même de mépriser la pusillanimité des jeunes filles, quoique devant elles ils s'intimident ridiculement.

Tous ces détails psychologiques, nous le verrons, trouvent leur application en Psychiâtrie.

Les transformations de cette période se font d'ailleurs, en plusieurs poussées. D'abord, le développement de la taille reste stationnaire (période préparatoire). Puis l'accroissement physique et psychique devient rapide. Enfin, dans une période de perfectionnement, les formes se dessinent nettement, et les facultés psychiques arrivent à leur complète élaboration. — Plus tard encore, la physionomie se forme, s'empreint de ce qu'on appelle le caractère : mais c'est déjà l'âge viril des anciens (*anni juvenantes*), et il ne s'agit plus de l'enfant.

BIBLIOGRAPHIE

LOBISCH. *Entwickelungs geschichte der Seele des Kindes.* Wien, 1851. — B. PEREZ. *Psychologie de l'Enfant*, 1882. — PREYER. *Die Seele des Kindes*, Leipzig, 1882. — TRACY. *The psychologie of Child Hood.* Boston, 1894. — BALDWIN. *Mental développement in the child.* New-York, 1895. Trad. NOURRY. — COMPAYRÉ. *Evolution intellectuelle et morale de l'enfant.* 2e édition, 1896. — LOMBROSO (P). *Saggi de psycologia del bambino*, 1894. — J. SULLY. *Studies of Child Hood.* London, New-York, 1895. — OLLIN-SEWSKI. *Die geistliche und sprachliche Entwickelung des Kindes.* Berlin. — UFER. *Kinderpsychologie.* — VINAY. *Psychologie du nouveau-né.* Sem. médicale, 1897. — DELPEUCH. *La période prépubère*, Presse Médicale, 17 août 1898. — MARRO. *La Puberta.* Torino, 1898. — BARBAUD et LEFÈVRE. *La Puberté chez la femme.* — AUVARD. *Troubles psychiques de l'instauration menstruelle.* Journ. de Méd. de Paris, mars 1898.

PREMIÈRE PARTIE

—

ÉTIOLOGIE

I. — GÉNÉRALITÉS

Pour établir la fréquence des troubles mentaux chez l'enfant, on ne peut tenir compte des statistiques des asiles d'aliénés, comme d'aucuns pourraient le croire. Les enfants sont en effet bien moins facilement enfermés que les adultes, car les parents ont souvent scrupule à s'en séparer, et, d'autre part, il suffit de très peu de précautions pour les maintenir. Le plus grand nombre reste donc étranger aux asiles, même en cas de troubles accentués et prolongés. —. Certaines statistiques allemandes ont pu, d'autre part, relever le nombre d'aliénés, soignés ou non dans les asiles, comparativement à la population saine, pour un même âge (Oldendorff) (¹).

(¹) OLDENDORFF. — Real Encyclopédie. Wien und Leipzig, 1881, art. Irren statistik.

Voici les chiffres, sur 10 000 habitants.

	Déments	Aliénés
de 1 à 5 ans	1,02	0,18
de 6 à 10 —	6,62	0,69
de 11 à 15 —	13,55	1,46
de 16 à 20 —	17,09	2,45

La folie proprement dite est donc rare. Mais remarquons que la plupart des psychoses infantiles, à marche rapide, échappent à tout contrôle statistique. Et ces psychoses à marche rapide sont, pour le dire en passant, en proportion plus forte chez les enfants que chez les adultes, à cause de l'énergie de leurs processus vitaux et de la souplesse de leur constitution (Kraepelin) [1].

Les considérations d'**âge** sont intéressantes. Chez le tout jeune enfant, les troubles mentaux seraient bien difficiles à étudier : mais ils cèdent le pas aux troubles convulsifs (éclampsie). Plus tard (première enfance), il s'agit surtout de retards dans le développement psychique. A mesure que l'enfant grandit, lorsque son développement est normal, se montrent plus fréquemment les manifestations vésaniques proprement dites. La puberté est l'âge de prédilection des impulsions, de l'hystérie, etc.

Les renseignements relatifs au **sexe** ont beaucoup moins de valeur. Sur 55 cas de Berkhan, il y a 24 garçons, 13 filles, 19 fois le sexe n'est pas mentionné [2]. Sur 163 cas d'Emminghaus, il y a 93 garçons, 70 filles [3]. Remarquons

---

[1] KRAEPELIN, *Psychiatrie*, Leipzig.

[2] BERKHAN, *Correspondenzblatt der deutsch. Gesellsch. f. Psychiâtrie*, 1863.

[3] EMMINGHAUS. *Handbuch der Kinderkrankheiten*, von C. Gerhardt Nachtrag II, Psychische Störungen. Tübingen. 1887.

que la folie est souvent cachée par les parents, quand il s'agit de petite filles, à cause de leur mariage futur (¹). — Au moment de la puberté, la prédisposition est beaucoup plus marquée chez les petites filles, profondément troublées par l'instauration menstruelle. Il n'y a encore aucune donnée statistique sur ces points.

Pour ce qui est du **rang social**, aucune statistique n'est possible, les enfants aliénés des classes riches restant soigneusement ignorés. Il est cependant certain que l'idiotie et l'imbécillité sont plus rares que dans les classes pauvres.

(¹) Conolly. *Journ. f. Kinderkrankheiten*, 1862.

II. — PRÉDISPOSITION INNÉE. HÉRÉDITÉ

La prédisposition à la folie peut n'être innée que parce qu'elle s'est produite pendant la vie fœtale. Les échanges nutritifs continuels entre la mère et l'enfant, par le placenta, durant la grossesse, permettent le passage de poisons divers, surtout quand ce placenta est altéré : au cours d'un trouble quelconque de la nutrition, dans une maladie aiguë ou chronique (tuberculose.....).— D'autre part, une chute de la mère pendant cette période, dans un accès épileptique ou en état d'ivresse, par exemple, peut influencer fâcheusement sur le fœtus. On a remarqué aussi la prédisposition vésanique des enfants dont les parents étaient en état d'ivresse au moment de la conception.

Mais la prédisposition innée qui domine toute l'étiologie, est celle qui est due à l'*hérédité*. C'est la cause des causes, car tous les modes de la vie mentale sont transmissibles, sous la forme morbide, comme sous la forme normale (Ribot) (¹). L'hérédité fixe la maladie dans la famille et la rend transmissible de générations en générations (Trélat). En neuropathologie, elle a une importance toute spéciale : c'est la graine d'où sortent

---

(¹) Ribot. *Hérédité psychologique*, 1889.

toutes les dégénérescences, mentales ou nerveuses (Jof-roy) (¹).

Est-ce l'influence de la mère (Baillarger), ou du père (Orchansky), qui est ici prépondérante ? On ne sait. Mais la tare héréditaire a d'autant plus chance de se manifester chez les enfants que les deux géniteurs sont des névropathes ou des alcooliques, ou, croit-on aussi, simplement parents entre eux, quand ils ne sont pas tout à fait sains : la consanguinité ne ferait alors que multiplier l'hérédité.

L'hérédité influe, non seulement sur l'apparition du trouble, mais sur sa marche, son issue. Elle est presque toujours progressive : les enfants issus d'héréditaires, transmettant l'affection à leurs propres enfants, encore aggravée. Cependant, elle peut être régressive, des enfants sains naissant de géniteurs tarés. Il est vrai que la prédisposition peut être reportée à la troisième génération seulement — ou bien n'apparaître qu'en ligne collatérale (hérédité indirecte).

L'hérédité peut aussi être *similaire* ou *dissemblable*. Dans le premier cas, on voit dans deux générations la même forme de maladie : mélancolie, hypocondrie, folie intermittente, hallucinations, hystérie et même penchant à l'ivrognerie. On voit même le suicide, non seulement se transmettre d'une manière banale, mais se répéter dans les mêmes conditions d'âge et de procédé d'exécution. Mais, le plus souvent, la maladie mentale se transmettant, se transforme. Il n'y a pas, disait Ball, des folies héréditaires, mais des fous héréditaires.

(¹) Joffroy. Leçons cliniques à l'Asile Sainte-Anne, 1896.

Toutes les psychopathies, y compris la paralysie générale (Bayle, Calmeil, Joffroy) et l'alcoolisme peuvent même se transformer, dans la descendance, en maladies nerveuses, et réciproquement ([1]). En particulier, c'est l'hérédité la

---

([1]) Vallon a noté dans la descendance des paralytiques généraux, la fréquence de la paralysie infantile. Mais la descendance des alcooliques est surtout intéressante. Lire à ce sujet : Legrain. *Hérédité et alcoolisme*, 1889. — Sollier. *Rôle de l'hérédité dans l'alcoolisme*, 1889. **L'influence néfaste de l'alcoolisme sur la descendance** est aujourd'hui hors de discussion. M. Legrain, dans son livre *Dégénérescence et alcoolisme* (Paris, 1895), a étudié les hérédo-alcooliques jusqu'à la troisième génération. La première génération englobe, avec une fréquence de 77 $^0/_0$, toutes les formes de dégénérescence intellectuelle et physique, telles que nous les énumérerons plus loin. On trouve en particulier, les formes suivantes :

Déséquilibration simple	dans 29 $^0/_0$ des cas
Débilité mentale.	— 41 $^0/_0$ —
Folie morale	— 15 $^0/_0$ —
Impulsions dangereuses	— 6 $^0/_0$ —

Ces descendants d'alcooliques, entachés d'hystérie, d'épilepsie, de chorée, de convulsions, sont aussi fréquemment dipsomanes (50 $^0/_0$). Ils présentent, d'autre part, une résistance médiocre à la tuberculose. Ils donnent un chiffre de mortalité très élevé, et cela dès la naissance, si bien que l'extinction de la famille en résulte assez souvent.

A la deuxième génération, la déchéance intellectuelle devient plus profonde et frappe un plus grand nombre d'individus. Sur 98 familles observées, on note :

Nervosisme.	8 cas
Déséquilibration mentale	13 —
Folie morale	23 —

Les stigmates physiques s'accusent et la mortalité infantile s'élève considérablement. On trouve encore ici les convulsions, dans 40 familles sur 96, ainsi qu'une fréquence très grande des maladies des méninges.

La troisième génération représente le terme de la vitalité de la faplus surchargée qui aboutirait à l'hystérie (dans 20 à 25 % des cas), et plus rarement, à la psychose (Friedmann) (¹).

Ces manifestations héréditaires se manifestent avec le plus de fréquence de 16 à 20 ans ; nous les retrouverons cependant fréquentes chez l'enfant.

---

mille : pas un, parmi les enfants, n'est épargné, ils sont imbéciles, idiots, aliénés, hystériques ou épileptiques.

MM. Sabrazès et Brengues (*Revue neurologique*, 30 nov. 1898) ont observé cette dégénérescence profonde de la race, poussée jusqu'à la quatrième génération, et cela, alors même que la ligne maternelle ne jouait aucun rôle effectif dans l'hérédité morbide.

(¹) Friedman. *Uber Nervosität und Psychosen im Kindesalter*, Munich, 1892.

III. — CAUSES DÉTERMINANTES

Les causes déterminantes de la folie sont, depuis long-temps, divisées en celles, organiques ou autres, où sont lésés *matériellement* les centres nerveux, et en causes *psychiques*. Ces deux ordres de causes peuvent d'ailleurs intervenir en même temps. — A un autre point de vue, elles agissent, soit immédiatement, soit à longue échéance.

Parmi les **causes physiques**, il faut ranger en premier lieu toutes les infections amenant, d'abord la *congestion*, ensuite l'*inflammation*, soit des enveloppes cérébrales (méningites), soit de l'écorce cérébrale elle-même (encéphalites). Telles les *maladies du cuir chevelu, des oreilles, du nez, l'érysipèle de la face*, qui peuvent agir ainsi par propagation inflammatoire (méningite, encéphalite, formation secondaire d'abcès cérébraux). — Les *traumatismes crâniens*, en dehors de ces mêmes complications à distance, toujours possibles après un certain temps, peuvent produire, sur-le-champ, un état spécial dit de *commotion cérébrale*, que suivent des troubles particuliers de la mémoire (Voir plus loin).

D'autre part, des troubles mentaux surviennent accessoirement au cours d'un grand nombre de maladies organiques. Ainsi, chez les *cardiopathes* (¹), l'encéphale est

---

(¹) Zit. Centralzeitung für Kinderheilkunde, 1879, 8.

livré à des irrégularités de circulation qui amènent : ici
l'irritabilité (maladies aortiques), là le ralentissement
excessif (maladies mitrales). — Des troubles encéphaliques peuvent se rattacher aux *auto-intoxications stoma-
cales* ; aux *dilatations d'estomac* appartiennent l'hypocondrie, la mélancolie, des hallucinations visuelles,
même. Même une nourriture inappropriée à l'enfant, trop
riche en matières animales, suffirait à amener la nervosité générale (Pollatschaek).

Mais ce sont surtout les *états d'épuisement physique* qui
agissent. Surexcité au cours d'une infection ou d'une
intoxication, le système nerveux s'affaiblit, et plus il s'affaiblit, plus il se prête à l'excitation. Dans ce cercle d'irri-
tation et d'affaissement, le ressort psychique s'use (¹).
Pendant la *fièvre typhoïde*, la *pneumonie*, le *rhumatisme
articulaire*, le délire peut éclater, et sous les formes les
plus variées, mais celui de la convalescence porte toutes
les marques de la psychasthénie.

Nous rattacherons au même groupe les troubles qui
apparaissent dans la *chlorose* et la *chloro-anémie*. De
même ceux qui suivent les *excès sexuels*, et surtout l'*onanisme*, causes déprimantes entre toutes. — L'onanisme
peut se voir à l'âge de 2 ou 3 ans, suite de conformation
génitale vicieuse, mais il n'apparaît le plus souvent que
de 9 à 12, effet alors de mauvais conseils. On le retrouve
surtout au moment de la puberté, accompagnant l'éveil
de la sensibilité génitale. Chez la jeune fille, l'apparition
du flux menstruel le suscite bien plus souvent que les
familles ne le croient. Les symptômes de l'onanisme

(¹) DAGONET. *Traité des maladies mentales*, 1894, p. 136.

rappellent assez ceux de la neurasthénie. — Nous verrons un grand nombre de troubles mentaux relever de ces états d'épuisement.

Les **causes psychiques**, si fréquentes dans la folie des adultes, sont relativement rares chez l'enfant (20 %/₀ au lieu de 50 %/₀ en moyenne) (¹). On ne retrouve ni la nostalgie, ni la honte des situations pénibles. Ce qu'on voit surtout agir, c'est la *crainte*, l'*anxiété*, émotions très fréquentes. Bien des cas de manie, d'hypocondrie, de mélancolie, leur sont dus. L'émotion produite par de grands traumatismes, les accidents de chemin de fer, par exemple, développent plus facilement l'hystérie et l'hystéro-neurasthénie.

L'étude des *folies post-opératoires* est un exemple remarquable de cette particularité. Des délires apparaissent quelquefois, chez les adultes, après les grandes opérations : ils manquent, au contraire, chez les enfants, à qui l'opération peut toujours être soigneusement cachée et qui n'ont pas, de cette manière, l'occasion de ruminer leurs craintes (Joffroy).

Causes spéciales. — Relevons enfin, spéciaux à l'enfance, un certain nombre de moments étiologiques plus complexes, que nous appellerons des causes de milieux.

Le **milieu scolaire**, d'abord. Le système compliqué intensif, des programmes et surtout des concours (²), est dangereux pour des cerveaux insuffisamment résistants.

(¹) Moses. *Kenntniss der Etiologie und Genese der psychischeu Störungen im Kindersalter*, th. Strasburg, 1892.

(²) Beard. *Nervous exhaustion*. New-York, 1880. — Lagneau. *Surmenage intellectuel dans les écoles. Annales d'Hygiène. Publ.* févr. 1895. — Cette étude du surmenage et de la fatigue intellectuelle fait

Par des efforts continus, ils peuvent bien acquérir un surcroît de force, mais celle-ci cède vite, quand la réaction vient à l'emporter. Les petits malades ne peuvent même plus songer à se remettre par des exercices corporels, gymnastiques, sportifs : les deux abus s'ajouteraient, exagérant l'épuisement. On voit alors tous les symptômes de la neurasthénie. Celle-ci est particulièrement accentuée chez les enfants enfermés dans les collèges, pensionnats, maisons d'éducation, etc., où les soins de la santé physique sont souvent négligés. Dans les cas les plus graves, peut apparaître une démence, dite de la puberté. Il est vrai qu'il faut alors un terrain spécial, taré héréditairement.

Le **milieu familial** agit par l'*éducation*. La négligence de tout soin moral peut rendre les enfants farouches, sauvages, et même, s'il s'agit de dégénérés, criminels. Mais elle ne crée pas de troubles mentaux proprement dits. — Une éducation trop sévère, basée sur l'intimidation peut, en revanche, amener une irritabilité générale, des troubles du sommeil, des terreurs nocturnes, terrain favorable à l'aliénation. — Une éducation trop efféminée au contraire, provoque les humeurs fantasques, capricieuses, et les altérations de caractère que nous étudierons avec l'hypocondrie ; elle prédispose aussi à l'hystérie.

Rattachons ici les FOLIE A DEUX, c'est-à-dire les cas où un sujet vivant avec un aliéné ou le soignant, est atteint lui-même de la même forme de maladie mentale (1). Bien

---

actuellement l'objet de recherches précises, comprenant des expériences physiologiques et des enquêtes psychologiques : BINET et HENRY. *La fatigue intellectuelle*, 1898.

(1) LASÈGUE et J. FALRET. La Folie à deux, *Arch. gén. de Méd.* Sept. 1877.

des cas, dits autrefois de contagion de la folie, n'ont pas d'autre origine. Il s'agit, le plus souvent, d'un enfant et d'un de ses parents, la mère de préférence, plus longuement en contact avec lui que le père, et plus souvent aussi atteinte de psychose systématisée. L'aliénée agit alors par son ascendant, par sa suggestion continue et cela, d'autant plus facilement que l'enfant, né d'elle, est prédisposé et a apporté en naissant des traits d'esprit et de caractère semblables. Cette ressemblance augmente aussi, naturellement, sous l'influence des mêmes opinions, convictions et préjugés. On observe également le cas de mères épousant la folie de leur enfant (Joffroy). — Ainsi se communiquent des tristesses maladives, des craintes obsédantes et surtout des délires systématisés.

Il faudrait enfin, pour expliquer l'accroissement énorme de la folie, comme de la criminalité infantile (¹), s'élever aux causes qui ont modifié le **milieu social** dans ces cinquante dernières années : l'exode des populations rurales et la formation de grandes agglomérations urbaines, compliqués des nécessités du service militaire ; la substitution au travail à domicile du travail dans les ateliers, usines, grands magasins ; la propagation des croyances matérialistes poussant à la conquête de l'argent et du plaisir, l'expansion de la prostitution, de la presse licencieuse et haineuse, etc.

BIBLIOGRAPHIE

Déjerine. *L'hérédité dans les maladies du système nerveux.* Paris, 1886. — J. Voisin. *L'idiotie*, Paris, 1893. — Toulouse. *Les causes de la folie.* Paris, 1896.

(¹) Tardi. *Archives d'Anthropologie criminelle*, 1897.

DEUXIÈME PARTIE

—

SÉMÉIOLOGIE

Dans l'examen de tout enfant atteint d'un trouble mental, on peut se servir des données séméiologiques applicables aux aliénés ordinaires. C'est : 1° l'*examen extérieur* qui doit être la première étape : physionomie du malade, son attitude, ses gestes, les signes physiques de dégénérescence ou de maladie organique qu'il peut présenter. Puis on passe à : 2° l'*interrogatoire*, qu'on doit amener doucement, lentement, par des questions posées d'une manière indifférente, dans un langage très mesuré. On s'enquiert ensuite : 3° de *preuves matérielles* (lettres, écrits, dessins, manière de se vêtir). Ensuite, : 4° *la preuve par témoins*, essentielle ici, est fournie, en grande partie, par l'interrogatoire des parents, auprès desquels on s'enquiert de l'éducation, des antécédents héréditaires, etc. Il est rare que pour certains troubles mentaux bien déterminés, on puisse faire : 5° la *preuve expérimentale* (suscitation d'un état d'hypnose, mesure des temps de réaction psychique...) (¹).

Nous prendrons ici, pour fil conducteur, l'analyse méthodique des troubles psychiques simples, dont on devra rechercher les conditions : ce sont les différentes combinaisons de ces troubles simples qui engendrent les formes mentales, considérées comme entités nosographiques (²).

Le mieux, pour cela, est de suivre la division classique, en « Facultés de l'âme ». Non que ce soient des entités spéciales, comme le voulaient Maine de Biran et Jouffroy. Mais ce sont des termes commodes par lesquels on peut répartir les faits psychiques en groupes (Taine, Ribot) et les retenir, liés les uns aux autres, alors qu'ils seraient éparpillés à l'infini sans cela. Nous modifierons cependant l'ancienne division en Entendement, Volonté, Sensibilité, cette dernière comprenant les Émotions et les Inclinations, ses expressions en quelque sorte passives et actives : les troubles émotionnels proprement dits sont trop caractéristiques pour ne pas former une classe spéciale.

Nous étudierons donc :

1° Les troubles de l'Émotivité, ou plutôt les troubles affectifs ;

2° Les troubles de l'Intelligence ;

3° Les troubles de l'Activité (volition), avec les processus qui les déterminent (inclinations et instincts).

Nous y joindrons : 4° une série de troubles plus complexes et généralisés, naissant de l'altération primitive de la Conscience.

(¹) Voir MORSELLI. *Manuale di semejotica delle malattie mentali.* Milan.
(²) C'est aussi le plan suivi par EMMINGHAUS, où toute cette partie est minutieusement traitée.

CHAPITRE PREMIER

—

TROUBLES DE L'AFFECTIVITE

Dès le début de l'évolution psychique de l'enfant, ce sont les phénomènes d'ordre affectif que l'on voit apparaître en premier lieu. De même, ce sont eux qui continuent, pendant toute l'enfance, à primer tous les autres. Les pédagogues savent bien qu'il faut leur rapporter la plupart des fautes de l'enfant : les « fautes par prédominance des influences corporelles sur les processus psychiques » de Strümpell ([1]) ne sont pas autre chose. En psychiatrie, l'affectivité n'a pas on va le voir, une valeur moindre. « Ce sont des impressions morales qui, presque toujours, provoquent la folie », disait Esquirol.

([1]) STRÜMPELL. *Pathologische Pädagogie.* — Voici quelle est la classification des fautes de Strümpell. 1º Par excès des influences corporelles sur les processus psychiques (paresse, recherche du plaisir, colère, égoïsme...) ; 2º Par irrégularité du mécanisme psychique (inattention, faiblesse du jugement) ; 3º Par manque d'adaptation du mécanisme psychique à la vie sociale régulière (insociabilité, entêtement, vanité, méchanceté, manque de reconnaissance...); 4º Par manque de proportion entre les différents traits du caractère au moment de la révolution pubère.

Pour étudier ces troubles de l'affectivité, d'une classification si complexe dans les classiques, il convient de
mettre à part : 1º les états d'âme primitifs, habituels,
plaisir et douleur; 2º les émotions proprement dites. Nous
rattacherons à celles-ci l'étude des terreurs nocturnes,
d'une application journalière en clinique médicale.

A. — LE PLAISIR ET LA TRISTESSE

Le plaisir est, physiologiquement, comme une augmentation de la vitalité, liée à la santé, à la croissance,
à l'exercice de l'activité, et surtout à l'impression d'excitations nouvelles « suivant les anciennes traces et forti-
fiant les anciennes structures » (Carus) (¹). La douleur est
le contraire. Chez l'homme, ses manifestations sont en
général modérées, une douleur physique pouvant être
tempérée par quelque joie morale, un plaisir actuel, par
un rappel d'épreuves passées ou futures. Mais chez l'enfant, qui ne connaît pas encore ces combats intérieurs,
elles sont excessives, immodérées, dans l'un ou l'autre
sens. Aussi est-ce chez lui qu'il faut les rechercher à
leur état de pureté primitive, ainsi que les modifications
de la physionomie et les modifications physiques qui
leur correspondent (coloration du visage, accélération
de la respiration, etc.).

Etats de plaisir. — Chez l'enfant, les états de plaisir,
les états cénesthétiques gais, forment l'état normal.
L'humeur est naturellement enjouée, folâtre, même dans
les dernières périodes de l'enfance, où l'esprit devient for-

---

(¹) P. Carus. *The nature of Pleasure and Pain, The Monist*, Chi-
cago, 1896.

cément plus sérieux et plus posé. Le jeu est l'expression la plus frappante de cet état d'âme particulier. Sans doute, l'enjouement, le laisser-aller, les sentiments de fatuité qui s'y joignent quelquefois, peuvent être calmés par des conseils ou des reproches de l'entourage. Mais les tendances expansives n'en continuent pas moins à primer toutes les autres, tels les rires partant d'eux-mêmes, malgré tous les efforts et au moment où il le faudrait le moins.

Cette joie d'ailleurs, même dans ses plus fortes exagérations ne dure pas longtemps. L'apaisement en arrive peu à peu. Quelque chose d'analogue se voit dans les *ivresses* légères produites par les boissons spiritueuses. Les sujets, quels que soit leur âge, passent alors par un stade de badinage et d'arrogance tout particulier, qui ni l'un ni l'autre ne cèdent aux reproches ou aux menaces. Puis au bout de peu de temps tout disparaît.

La joie ne commencera à être morbide que : 1° quand elle ne pourra être apaisée par quoi que ce soit : 2° quand elle se prolongera d'une manière inaccoutumée, sans fatigue.

Ce qu'on observe dans les *états maniaques*, dans les degrés les plus légers de la *démence*. On l'observerait aussi au début de la *rage* (Neumann).

Quand la joie arrive au cours d'une maladie grave, où elle est, naturellement, inattendue, ou même dans les *périodes préagoniques*, elle est profondément émouvante pour l'entourage. Elle s'accompagne alors, généralement, de délire, à forme quelquefois extatique, avec ou sans obscurcissement de la conscience. C'est un fait clinique bien connu que les petits tuberculeux, par exemple, meurent, presque toujours, en faisant des projets de voyage, des rêves d'avenir.

Etats de tristesse. — Quelques enfants, surtout ceux comme nous le verrons, à lourde hérédité, montrent de bonne heure un sérieux, une gravité qui étonne. Ce sont des rêveurs.

Mais il est très rare, chez l'enfant, que des états de tristesse et de véritable dépression surviennent, primitivement, tout au moins ; on peut alors facilement les combattre, par des exhortations réitérées.

On peut conclure au contraire, à un signe maladif quand la tristesse ne cède pas alors, et se prolonge sans causes évidentes. Il faut en ce cas invoquer un état spécial de fatigue, d'épuisement du système nerveux, dont la tristesse n'est que le reflet mental. Nous le savons aujourd'hui, il s'agit bien là de troubles vaso-moteurs primitifs et généralisés, parvenant d'une manière vague à la conscience, en même temps que d'un sentiment d'amoindrissement de l'innervation et de la tonicité musculaire (Lange, M. de Fleury). La mesure expérimentale de la pression artérielle (au pouls radial) prouve en effet l'hypotension, dans le cas de tristesse calme, tout au moins.

Cliniquement, la tristesse se montre à différents degrés, dont les plus légers sont d'observation banale chez les enfants.

A) Dans les *degrés légers*, on voit, au lieu du laisser-aller et du babillage ordinaire, un état d'esprit, sérieux, morose, ne cédant pas aux distractions. Les sentiments d'amour-propre sont remplacés par des tendances à l'humilité. L'esprit est accaparé par des pensées tristes, quelquefois seulement par un petit nombre de ces idées, à allures alors obsédantes. La voix est faible, voilée, les réponses sont lentes à venir, maussades. Souvent, éclatent des crises de larmes, sans motifs, symptôme bien particulier à l'enfant. — Physiquement, le cœur est ralenti, la respiration diminuée dans son ampleur et dans la fréquence de son rythme, il y a inappétence, lenteurs de la digestion, arrêt ou diminution des sécrétions. Tous ces phénomènes sont sujets à des oscillations et des rémissions passagères.

B) Au *degré le plus élevé*, l'enfant reste inerte et immobile, indifférent à ce qui l'entoure. Les traits contractés (plis du front, plis naso-labiaux) expriment une vive souffrance. Les pupilles sont dilatées, les yeux fixés à terre. Le mutisme est absolu. Les mains sont pendantes, violacées. Si on place un membre dans une situation qui, à l'état ordinaire, entraînerait la fatigue, il peut conserver assez longtemps cette attitude (flexibilité cireuse). La sensibilité paraît abolie, mais si on produit quelque douleur forte sur la peau, la physionomie se contracte douloureusement. Le pouls est petit, lent, serré, la respiration rare, la température quelquefois inférieure à la normale. L'immobilité peut être traversée par une impulsion brusque, instantanée ou *raptus*, d'habitude extrêmement violente.

Ce tableau ne se rencontre que dans les douleurs psychiques du plus haut degré, tout particulièrement dans la *mélancolie stupide*, chez l'adulte bien plus souvent que chez l'enfant, où elle est rare. Il y a alors idées délirantes et hallucinations extrêmement pénibles.

B. — LES ÉMOTIONS

Les impressions, en dehors des sentiments généraux de plaisirs et de douleurs qui les accompagnent, provoquent des réactions plus spéciales, dites émotions. L'anomalie de celles-ci consiste tantôt dans leur excès, ou au contraire leur défaut (excitabilité, ou apathie psychique), tantôt, dans la forme même des émotions, alors trop, en quelque sorte, intenses et prolongées. Dans un cas, il s'agit, d'une émotivité diffuse et permanente, dans l'autre, d'une émotivité systématique (Féré) (¹).

Excès ou manque de Réactions Emotionnelles

I. — Pour ce qui est du manque d'impressionnabilité psychique (*apathie diffuse*), aucun symptôme élémentaire ne peut mieux montrer la profonde différence d'avec l'adulte (Emminghaus). Chez l'enfant, non-seulement les multiples états d'âme, excités ou déprimés, produits journellement par les excitations extérieures, sont en bien moins grand nombre, mais ces excitations n'amènent de réactions émotives que dans un très petit nombre de cas (rêves terrifiants, par exemple). D'autre part, toute une catégorie d'émotions, les émotions intellectuelles et esthétiques, manque totalement, chez les jeunes enfants tout au moins.

L'analgie psychique ne peut donc être d'une utilité séméiologique bien grande. Elle n'est à noter que quand elle atteint un sentiment toujours très vif chez l'enfant, *l'amour-propre* ; on voit alors l'enfant négliger sa tenue, se laisser enlever les objets, jouets, etc., qui lui sont le plus chers (apathie du mélancolique, du dégénéré épileptique (²). *L'absence de larmes* est aussi un symptôme

____

(¹) Féré. *Pathologie des Émotions*, 1892.
(²) Feré. *Revue de Médecine*, 1891.

important, peu de jours se passant dans la vie d'un enfant sans qu'il pleure. Emminghaus y ajoute le *manque d'embarras* devant des étrangers. L'effronterie des jeunes maniaques est bien connue, à ce point que le retour de la timidité est un excellent signe de la convalescence. L'indifférence totale est aussi un symptôme important du début et du cours des états démentiels.

II. — Quelques enfants montrent, tout au contraire, une sensibilité réactionnelle très vive aux perceptions extérieures. C'est l'impressionnabilité, l'*hypéralgie psychique* d'Emminghaus. Même quelquefois ce sont des processus psychiques banaux et n'ayant par eux-mêmes rien de douloureux, qui amènent des réactions violentes. Dans tous ces cas, l'émotion ne reste pas limitée à la conscience, elle s'extériorise, si légère qu'elle soit, par des mouvements de physionomie, des troubles vaso-moteurs, et surtout des pleurnicheries. Certains enfants ont, sans motifs, d'innombrables crises de larmes dans une seule journée (Joffroy).

Cette impressionnabilité générale est toujours le signe d'un cerveau anormal, le plus souvent par trouble de la nutrition.

Particulièrement chez tous les jeunes enfants, il en faut très peu pour l'amener : la dentition, un simple accès de fièvre, quelques vers intestinaux, une indigestion, qui entraînent même des convulsions.

C'est chez les enfants les plus âgés que la réaction est plus spécialement psychique. On la voit, à ce degré de violence, dans la période prodromique des méningites cérébrales et de la méningite cérébro-spinale, au début de certaines psychoses à forme dépressive, ou au cours de leur évolution. Dans toutes les névroses, hystérie, neurasthénie, chorée. Dans les convalescences d'une maladie grave.

On peut joindre à l'hypéralgie psychique générale l'EXCÈS DE TIMIDITÉ. Voilà une émotion normale chez l'enfant, l'adolescent, le jeune adulte. Elle se manifeste par un ralentissement intellectuel associée à une paralysie motrice : l'enfant est interdit et muet, comme écrasé, anéanti, les lèvres tremblent, les yeux clignotent, il y a rougeur de la face, etc. Tous symptômes qui rappellent l'anxiété : la timidité n'est d'ailleurs qu'une véritable anxiété, portant sur les aperceptions du présent. En tous cas, la timidité est fortement exagérée dans les états signalés plus haut, tout particulièrement dans la *neurasthénie d'origine génitale*, les *états de dépression* (mélancolie légère), etc.

COLÈRE

La colère est une des plus fréquentes manifestations émotives paroxystiques. Elle est journalière chez l'enfant. Chez le nourrisson, elle exprime une sorte de révolte mal consciente contre les premières douleurs de la vie, convulsions, coliques, mal de gencives, malaises produits par la fièvre, le besoin d'air, de locomotion et de sommeil. — Plus tard, l'enfant s'impatiente, dans ses maladroits essais de langage ou quand on lui interrompt une de ses habitudes, comme de le bercer, de le laisser dormir sur les bras de sa mère, et plus encore, quand on veut lui faire faire une acte rebutant ou déplaisant, avaler une potion âcre, supporter une privation etc. Alors il hurle, crie, ou serre les dents, frappe du pied (¹). — Plus

---

(¹) Bernard PÉREZ. *Loc. cit.*

tard encore, ce sont surtout des maladresses d'éducation qui causent les colères : quand on s'amuse à irriter l'enfant, à le rendre hargneux, en lui attribuant à tort des mots niais, en l'humiliant par le souvenir de ses bévues. On voit quelquefois des colères éclater à propos de sentiments de jalousie, chez des enfants négligés, sacrifiés par leurs parents à d'autres frères ou sœurs. On a même pu voir alors survenir peu à peu une mélancolie profonde, et la mort par marasme (?) (Esquirol) (¹).

Les colères éclatent surtout fréquentes chez les petits névropathes, *neurasthéniques*, *hystériques*, irritables à l'excès, mais sans méchanceté foncière. Chez d'autres, vigoureux et voraces, les hypersthéniques (M. de Fleury) (²), les colères sont beaucoup plus fortes, et offrent quelque chose de bestial, d'aveugle. Les *épileptiques* y sont très sujets. Certaines formes de leurs colères rappellent même la manie épileptique, dont il est difficile de les distinguer.

PEUR, ANXIÉTÉ

« La représentation vive et persistante d'un mal ou d'une douleur possible », qui forme l'anxiété, est une des formes de cet instinct de conservation, auquel l'enfant, foncièrement égoïste, est tout à fait prédisposé. Certaines peurs sont cependant primitives, instinctives, elles existent antérieurement à toute expérience individuelle (³) : ainsi la crainte de tomber, lors des premières

---

(¹) Esquirol. *Maladies mentales*. Paris, 1838.

(²) M. de Fleury. *Le corps et l'âme de l'Enfant*.

(³) D'après les statistiques de Katharine Fackenthal, le nombre des peurs innées ou héréditaires serait de 26 %, le nombre des peurs acquises, 48 %. *Pedagogical Seminary*, III, 2.

tentatives de la marche. Mais la plupart proviennent de l'expérience, elles sont motivées par des souvenirs affec-tifs désagréables (¹).

Quelle que soit l'origine de la peur, elle peut s'objec-tiver sous des formes différentes.

A un degré léger, c'est la simple *appréhension*. L'en-fant cherche à se faire illusion : il chante, sifflotte, recherche la société de ses parents, de son entourage : pour sa mère en particulier, il se montre débordant de tendresse. Et cependant, il ne peut se défendre d'un tremblement dans la voix, la bouche sourit amèrement, le front se plisse, les dents claquent. Il peut même y avoir chair de poule, sueurs froides, affaiblissement muscu-laire, petitesse du pouls et de la respiration. Ses lèvres sont pâles, ses narines immobiles. Couché, il s'enfonce jusqu'au pied dans son lit, recouvre sa tête de son drap ; en même temps, il rapproche fortement les bras de la poitrine, et les genoux du ventre : ce n'est plus qu'une boule. Par instinct, il se fait le plus petit possible pour présenter moins de surface à l'ennemi qu'il redoute (²).

A un degré de plus, *peur* proprement dite, il y a agi-tation fébrile, changement brusque de place (course, saut), mouvements inconscients des mains, attitudes de défense. Des cris éclatent, rauques, inarticulés. La face est livide.

Au degré le plus élevé qui est l'*épouvante*, il y a suppression de tous les mouvements, relâchement de tous les muscles (mains ballantes, gâtisme). La bouche

---

(¹) DARWIN et BERNARD PEREZ constatent la peur à un âge variant de 2 à 4 mois.

(²) DESCURET, *Des Passions*.

est sèche, la langue adhère au palais, il y a sentiment de constriction à la gorge. La respiration est arrêtée. La lividité, la cyanose même, sont généralisées. Les phénomènes de conscience sont totalement abolis.

La peur arrivée à ce degré peut avoir des conséquences très graves : syncopes, épilepsie (¹), chorée (Trousseau) (²).

Ces différentes manifestations de la peur sont très nettes chez les enfants. Les garçonnets des grandes villes sont, il est vrai, hardis. En revanche, se montrent très peureux : 1° les filles, 2° les jeunes gens doux, timides, rêveurs, en butte même, à cause de cela, aux railleries de leurs camarades. D'après les statistiques, la peur est plus fréquente au-dessus de 6 ans (99 %) qu'au dessous (80 %) (Fackenthal). Les questionnaires de Binet (³) ont montré que les peurs de l'enfant sont toujours disproportionnées avec le danger. Ce sont des sensations de la sphère visuelle qui les amènent la plupart du temps.

La peur ne doit éveiller l'attention du médecin que quand elle se produit d'une manière particulièrement fréquente. Elle témoigne alors d'une irritabilité notable. Ainsi la voit-on dans les *états d'épuisement*, cours et convalescence des fièvres graves, dans les états d'anémie et de chlorose. Quelques *empoisonnements*, par le tabac, par exemple, la suscitent aussi. Mais elle signale surtout les *névroses* comme la neurasthénie, l'hystérie, la chorée. On la voit dans la *mélancolie* poussée à un très haut degré. — M. Joffroy a retrouvé des peurs multiples dans

---

(¹) P. Moreau de Tours. *Loc. cit.*, p. 194.
(²) Trousseau. *Cliniq. Médic. de l'Hôtel-Dieu.*
(³) Binet. La Peur chez les Enfants. *Année Psychol.*, 1896.

l'enfance de quelques individus devenus plus tard paralytiques généraux.

Quant aux peurs, non plus généralisées, mais se rapportant à des objets déterminés, on ne doit les désigner
sous le nom de phobies que lorsqu'elles s'accompagnent
d'un certain nombre de symptômes particuliers que nous
verrons dans la dégénérescence mentale [1]. Les craintes
systématisées sont toujours très fréquentes dans la population des Ecoles, 10 % chez les garçons, 30 % chez
les filles d'après les statistiques de Binet. Ce qu'on voit
le plus souvent, c'est la peur de la solitude, ou de l'eau,
ou des hauteurs. Elles persistent même quelquefois bien
au delà de l'enfance.

TERREURS NOCTURNES

A la peur de la solitude se lient étroitement les terreurs nocturnes, très fréquentes dans toute l'enfance, de
1 à 12 ans, plus fréquentes même qu'on ne croit, car on
n'en parle pas toujours au médecin. Quelques auteurs ont
voulu y voir un symptôme de neurasthénie (Braun) [2],
d'autres en ont fait une entité spéciale : elles nous semblent simplement rattachables à l'anxiété et relever des
mêmes causes. Il s'agit d'enfants à hérédité chargée, qui
sont même quelquefois hystériques ou épileptiques en
même temps.

Toutes les causes énumérées plus haut, susceptibles

---

[1] A côté des phobies dégénératives, quelques auteurs décrivent
cependant des phobies neurasthéniques (RÉGIS, BALLET), des phobies
vasculo-neurasthéniques (ROSSOLIMO, la Peur et l'Éducation, *Soc.
Psychiâtr.* St-Pétersbourg, 27 sept. 1897).

[2] BRAUN. *Iahrbücher für Kinderheilkunde*, janv. 1897.

d'augmenter l'impressionnabilité nerveuse : dentition, vers intestinaux, constipation, alimentation trop riche, qui amène la surcharge stomacale, excès prématurés d'alcolisme, — ne serait-ce, comme chez le petit enfant, que du fait de la nourrice — peuvent amener les terreurs nocturnes. On les voit également au cours des maladies encéphaliques (méningite tuberculeuse, sclérose cérébrale...) — Plus tard, l'éducation, si souvent viciée ou par les menaces, ou par les récits de contes fantastiques auxquels se plaisent les domestiques, joue certainement le rôle le plus important.

Ecartons l'hypothèse en vertu de laquelle les peurs nocturnes ne seraient qu'un symptôme des végétations adénoïdes du pharynx (Rey)(¹): celles-ci, restreignant l'entrée de l'air, provoqueraient des sensations d'étouffement et, par association d'idées, des cauchemars entrecoupés d'anxiété (?)

Le tableau clinique des terreurs nocturnes est bien connu. Le sommeil est calme, quand, brusquement, après 1 à 3 heures, l'enfant s'agite. On le voit s'assoir sur son lit, les yeux grand ouverts, cherchant à repousser des mains comme une hallucination terrifiante. C'est absolument l'attitude de l'anxiété, avec des cris plaintifs, des paroles entrecoupées où l'on peut démêler de ci de là quelques mots concernant la nature de l'hallucination (monstres, fantômes, voleurs.....). Souvent l'accès se juge par une crise de larmes ou de sanglots, ou, d'autre part, de l'incontinence d'urine. Puis, les motifs d'angoisse disparaissant peu à peu, l'enfant se rendort. — Le lende-

---

(¹) REY, *Iahrburch für Kinderheilkunde*, 1897.

main, il ne ressent plus qu'une lassitude générale. Des accidents de la nuit, il n'a plus aucun souvenir.

De pareilles crises n'apparaissent qu'à de longs intervalles seulement, — ou bien se reproduisent régulièrement à la même heure, pendant plusieurs semaines.

Avec l'âge, les terreurs nocturnes disparaîtront insensiblement : mais elles auront servi à apprécier à sa juste valeur le tempérament nerveux dont elles témoignent.

CHAPITRE II

—

TROUBLES DE L'INTELLIGENCE

Sur le fond émotionnel se dessinent peu à peu chez le nouveau-né les facultés d'attention. Instinctives d'abord, elles deviennent rapidement volontaires. Elles sont dès lors l'origine de toutes les opérations intellectuelles : mémoire, qui fixe les sensations et les états de conscience, imagination, qui les reproduit en les amplifiant, jugement, qui les classe et les apprécie. — C'est aussi dans cet ordre que doivent être étudiées les modifications maladives des facultés psychiques. Nous y rattacherons les délires et les hallucinations.

I. TROUBLES DE L'ATTENTION

Chez l'enfant, les perceptions issues du monde extérieur sont fortement exaltées, même à l'état normal. L'attention est maintenue continuellement en éveil par la richesse des impressions environnantes. C'est ce qui motive la distraction, la légèreté avec lesquels elle passe d'un objet à un autre.

Telle est la cause qui gène, chez maint écolier, les progrès des études. Mais l'attention se discipline avec le temps. Ce qui fait que bien des enfants, regardés, dans les petites classes, comme des paresseux ou des inintelligents, font dans la suite de leurs études des progrès tout à fait inattendus (¹).

L'hypertrophie de l'attention est donc absolument normale. Elle s'exagère cependant encore dans les *états d'excitation psychique* légère (manie, hystérie, états fiévreux) : on voit lors la tête se tourner de tous côtés, les mains s'agiter « fébrilement », comme pour prendre contact avec tout ce qui peut se trouver à portée.

Tout au contraire, l'*abolition de l'attention* aux choses extérieures est un phénomène très frappant. Il faut, pour cela, que la conscience soit concentrée tout entière sur des phénomènes intérieurs, comme le fait s'observe chez les individus profondément plongés dans un travail intellectuel. On voit des préoccupations aussi fortement accaparantes dans les délires, qu'ils soient de nature triste (mélancolie avec stupeur), ou de nature mystique (extase). — Dans d'autres cas, l'abolition de l'attention n'est dûe qu'au manque d'excitabilité même des organes de perception (états de stupeur par épuisement), — ou même à la perte de ces organes, et, consécutivement, des représentations qui en dépendent (surdité et cécité psychiques).

II. — MÉMOIRE

La faculté, pour le résidu des sensations anciennes, de reprendre vie sous l'influence de sensations nouvelles

---

(¹) Joffroy, Leçons Cliniques à l'Asile Sainte-Anne, 1897.

forme la Mémoire : celle-ci se compose donc d'une acquisition, puis d'une reviviscence. — Dans la première enfance, les acquisitions sont en nombre très considérables : elles comprennent des impressions venues du dehors, pêle-mêle. Mais ne peuvent bien se conserver, en général, que les concepts ayant trait à des jugements : de sorte qu'on peut dire que la mémoire ne se développe vraiment qu'avec l'adolescence. Quant à la faculté de reviviscence, elle est également incomplète : car l'enfant ne peut localiser ces souvenirs, qui renaissent, il n'a qu'une idée très vague du temps et de la distribution des choses dans le temps. Tout flotte donc dans un vague lointain. Il faudra, plus tard, l'influence de l'éducation pour venir apporter quelque ordre dans ce chaos.

Amnésie. — La perte de mémoire de certains faits est donc, forcément, à l'état normal chez l'enfant. Il lui arrive d'ailleurs tant d'impressions que le souvenir de toutes ne peut se garder. Persistent seules celles qui peuvent se lier à des états affectifs contingents (intérêt, curiosité, crainte de réprimande). Que de choses apprises dans la jeunesse, qui furent aussitôt oubliées! Aussi est-il difficile de dire exactement où commence l'amnésie pathologique. On peut néammoins dégager quelques lois générales.

Les facultés d'**acquisition** sont rendues difficiles dans certains états pathologiques, qui ne s'y prêtent pas : tels les *états affectifs intenses*, comme la timidité, la crainte, l'anxiété ; les *états de demi-conscience*, comme l'assoupissement, etc. Quand ces troubles sont encore plus prononcés (*terreur*, *stupeur*), aucune aquisition n'est plus possible à aucun titre. Ainsi les enfants atteints de terreurs nocturnes ne se rappellent plus rien le lendemain matin (Emminghaus). Dans les *états démentiels*, les états de conscience capables de persister sont également en nombre très restreint : il n'y a guère que les sensations de plaisir ou de douleur bien nettes.

Quant à la persistance des représentations abstraites, nous avons dit combien elle est encore plus facilement limitée chez l'enfant. Aussi, en plus des états précités, faut-il ajouter les *états neurasthéniques et psychasthéniques* (convalescences des fièvres aiguës, onanisme); les *intervalles d'accès épileptiques*, etc., où tout travail intellectuel est pénible. Dans les *états de dépression chroniques*, dans les *psychoses tranquilles*, on constate aussi combien sont lents les progrès intellectuels de l'enfant, quand il peut encore continuer à apprendre. Plus longtemps dure le trouble, plus compromise, naturellement, est l'instruction. Par rapport à ses condisciples, l'enfant sera très vite devenu un arriéré.

La difficulté de **reviviscence** des impressions antérieures forme l'amnésie proprement dite.

Cliniquement, quand on se trouve en présence d'un enfant amnésique, le premier point à établir est de savoir par les commémoratifs si l'amnésie est progressive ou si elle a, au contraire, débuté brusquement (Sollier) (¹).

L'AMNÉSIE PROGRESSIVE forme un des symptômes caractéristique de tous les états démentiels (*démence de la puberté, paralysie générale*). La conductibilité des neurônes est peu à peu dissociée, les associations d'idées évocatrices deviennent de plus en plus difficiles. Le trouble amnésique est même un des signes du début :

(¹) SOLLIER. *Les troubles de la Mémoire*. Paris, 1892.

il porte sur tous les souvenirs, intellectuels, affectifs, moraux.

Les AMNÉSIES BRUSQUES ont au contraire des caractères spéciaux. Dans l'*épilepsie*, on voit la perte complète du souvenir de l'accès, qu'il y ait ou non délire, et systématisée à cet accès. Elle est très caractéristique. — Après un *traumatisme crânien* on peut voir paraître une amnésie simple, signe d'une obtusion intellectuelle par le shok et qui disparaît assez vite, l'oubli systématisé de toute une période antérieure (amnésie rétrograde), et même l'oubli pendant un certain temps des acquisitions postérieures (amnésie rétro-antérograde).

A ces deux cas se bornent les amnésies brusques de l'enfance. Car on ne peut compter l'amnésie consécutive aux accès de *somnambulisme*, qui n'est pas complète.

L'étude de l'APHASIE, perte de mémoire systématisée au langage, dans ses expressions auditives, visuelles, parlées ou écrites, et qui relève d'un trouble aujourd'hui clairement localisé sur l'écorce cérébrale, nous entraînerait trop loin. Elle est d'ailleurs très rare chez l'enfant.

Hypermnésie. — L'exagération de la *mémoire d'acquisition* est remarquable dans certains troubles délirants : certains malades conservent longtemps après leur guérison le souvenir des sensations ou illusions ressenties pendant le cours de l'affection : toute cette période peut alors se rappeler dans ses moindres détails.

L'exagération de la *faculté de reviviscence* produit les évocations multiples du *délire maniaque*, du *délire fébrile* en particulier. Les enfants, alors, tout en marmottant, racontent une foule d'histoires compliquées qu'ils avaient oubliées depuis longtemps. On entend souvent se dérouler toutes les notions, petites ou grandes, qu'ils ont acquises depuis leur naissance. Des esprits, même lourds, peuvent ainsi raisonner à perte de vue sur une foule de choses (¹).

Chez quelques *idiots* et *imbéciles* on voit quelquefois la mémoire se développer d'une manière remarquable : ils deviennent capables de réciter une page par cœur, de retenir des chiffres complexes, etc.

Il semble que ce soit un processus du même genre qui se retrouve chez la plupart de ceux qu'on nomme des ENFANTS PRODIGES.

Parmi les enfants prodiges, il en est dont la précocité est générale, non systématisée, et où la loi de l'harmonie intellectuelle, qui est une loi physiologique par excellence, n'est pas rompue : ceux-là seuls sont vraiment des enfants de génie. Tels, dans leur jeunesse, Dante, Gœthe, Victor Hugo, Le Tasse, Bacon, Auguste Comte, Gassendi, Meyerbeer, Mozart, Beethoven, Weber, Chérubini, Haendel, Michel-Ange, Raphaël, Pascal, Ampère. — A côté de cela, il y a la précocité isolée, hypertrophiée, monstrueuse même, d'une aptitude, d'une seule, qui témoigne alors d'une vraie déséquilibration. Il s'agit très souvent alors de la mémoire. C'est ce qu'on voit en particulier chez les exécutants mécaniques, virtuoses et calculateurs (²) exhibés dans les concerts : Buxton, Colburn, Maugramel, Mondeux, Inaudi, Diamant, etc. Régis a cité récemment un enfant de 2 ans et demi à mémoire extra-

---

(¹) TAINE. *De l'Intelligence.* — RIBOT. *Les Maladies de la Mémoire.* — RÉGIS. *Manuel de Méd. Mentale.* — GUILLON. *Les Hypermnésies,* th. Bordeaux, 1896.

(²) RÉGIS. *Journ. de Méd. de Bordeaux,* juill. 1896. — P. FAREZ. *Revue de l'Hypnotisme,* sept. 1897.

ordinaire ([1]). — Inutile de dire que toute l'histoire psychologique de ces individus montre des lacunes considérables. ([2]).

III. — IMAGINATION

L'enfant a une facilité remarquable à se représenter les objets et phénomènes passés. Il revit, en véritables tableaux, les histoires qu'il a lues, les fêtes où il a assisté, mille images lui apparaissent alors avec une forme et une réalité semblables à celles qu'elles atteignent dans le rêve (J. Sully). Cette imagination n'est pas seulement reproductrice, comme le veulent quelques auteurs ([3]). Car on la retrouve dans la peur de l'obscurité, la formation de rêves d'avenir, où entrent sans doute en jeu des représentations encore inédites.

Une IMAGINATION TROP PRÉCOCE ressemble cependant bien plus à un désordre léger qu'à une qualité. Nombre d'états psychopathiques, en effet, se traduisent par ce signe. Le *maniaque* altère la signification de tous les faits, sans distinction, qui l'entourent. Dans les *états de tristesse*, particulèrement anxieuse, de multiples images accompagnent les idées fondamentales perverties, les illustrent, en quelque sorte, et c'est d'elles que naît le délire. Il en est presque toujours de même à l'origine

---

([1]) Voir aussi Geucciardi et Ferrari. *Rivista di Frenatria*, 1897.

([2]) Ne pas confondre les calculateurs de ce genre avec ceux qui simulent la mémoire des chiffres par des procédés mnémotechniques.

([3]) Ainsi M. Rabier identifie absolument l'imagination de la mémoire (*Leçons de Philosophie*, t. I, p. 199). — En tous cas, on peut trouver différentes formes d'imagination (visuelle, auditive, motrice...) qui correspondent précisément aux différents types de la mémoire et que l'éducateur devra savoir reconnaître (Quéyrat. *L'Imagination et ses variétés chez l'Enfant*. Paris, 1893.

des *délires systématisés*, bâtis sur de simples rêves, mal interprétés.

Le MANQUE D'IMAGINATION est, par contre, très rare. C'est un signe important d'*épuisement cérébral*, de *neurasthénie*, de *mélancolie simple*. Il devra toujours attirer l'attention du médecin.

La forme la plus élevée de l'imagination, l'IMAGINATION CRÉATRICE, ne peut, on doit s'y attendre, jouer un bien grand rôle dans la pensée, encore si vacillante et si incertaine, de l'enfant. Peut-être y pourrait-on rattacher certaine ingéniosité dans les jeux, par exemple. On a cependant prétendu qu'elle serait très développée, contrairement à l'imagination reproductrice, chez certains *imbéciles*, qui présenteraient des facilités particulières à former des rêves merveilleux, à improviser des chansons satiriques, En réalité, il y a simplement chez quelques-uns des réparties ingénieuses, et des tendances à rechercher, comme on dit, la petite bête, mais il n'y a pas d' « esprit » véritable (Chaslin) (¹).

L'imagination créatrice ne peut se rencontrer que chez les *enfants de génie*. Chez ceux-ci, alors, c'est bien l'imagination qui joue le rôle essentiel (*enfants prodiges proprement dits* (V. plus haut).

IV. — JUGEMENT ET RAISONNEMENT

Le jugement et le raisonnement sont rudimentaires chez l'enfant. Et cependant il met une sûreté extrême

---

(¹) CHASLIN. *Traité des Maladies de l'Enfance de* GRANCHER, t. IV, p. 514.

dans ses affirmations. Aussi est-il extrêmement sujet à l'erreur. Toutes les causes qui font que l'homme se trompe, agissent chez lui, augmentées encore, d'ailleurs, de bien d'autres.

D'abord, c'est l'expérience, qui est peu étendue et peu variée. Elle manque de certaines données essentielles pour un contrôle sûr. D'où un certain nombre d'erreurs que l'enfant ne peut éviter, *erreurs de crédulité*. — Il se laisse forcément abuser par ceux qui l'entourent, la persuasion a une forte prise sur lui, d'où les *erreurs dues à sa suggestibilité*. — De plus, il ne croit pas, le plus souvent, au mal et ne le suppose donc pas (*erreurs de candeur*). — Enfin il ignore certaines choses qu'il ne peut et ne doit pas savoir, mais dont il aurait cependant besoin pour que les jugements soient conformes à la réalité.

Mais la plus grande cause de ses erreurs est la précipitation du jugement. Dès qu'une apparence s'est présentée à l'esprit, il a un tel besoin d'affirmer, de croire, de savoir, qu'il s'y jette en quelque sorte tête baissée et l'adopte sans contrôle (Maillet) (¹).

Lorsque s'altèrent ce jugement et ce raisonnement, si incomplets qu'ils soient, c'est un symptôme très alarmant : la difficulté de coordonner et de synthétiser les idées, et par suite l'incorrection dans les conceptions est, en effet, un des signes de début de tous les *états démentiels*. — Nous parlerons plus loin des lacunes du jugement chez les *dégénérés*.

(¹) MAILLET. *Éléments de Psychologie de l'homme et de l'enfant appliqués à la Pédagogie*. Paris, 1890.

V. — DÉLIRES. HALLUCINATIONS

L'ensemble des troubles des facultés intellectuelles, quelquefois basés sur des phénomènes affectifs primitifs, forme les délires. Dans les délires où la conscience n'est pas complètement obscurcie, on peut démêler les troubles particuliers de la mémoire, de l'imagination, ou du jugement. Et précisément, dans les diverses modalités des troubles des conceptions, ce n'est pas le contenu des idées délirantes qui doit être décisif dans l'examen seméiologique, mais bien leur mode d'origine, ainsi que leur interprétation par la conscience, passée et présente, du sujet. Ces idées délirantes dérivent, ou de fausses interprétations dûes à l'état morbide de la conscience, ou de fausses combinaisons de perceptions, ou de confusion entre les rêves, les lectures, etc., et la réalité. C'est dire que le degré d'instruction et le genre d'éducation jouent toujours ici un rôle important.

On trouve le plus souvent, dans ces conceptions, la teinte *mélancolique* (délire d'humilité, d'autoaccusation) ou *hypocondriaque*, ou de *persécution*, ou de *grandeur*. Les délires *mystiques* ne se retrouvent guère que chez des jeunes filles, au moment de la puberté, alors que leurs pratiques et leurs scrupules religieux sont dans toute leur force ([1]).

Tous ces délires ont souvent pour base une perception d'objets faussée, exagérée dans son interprétation, c'est ce qu'on nomme une *illusion*. L'illusion relève, comme on

---

([1]) Les héroïnes de beaucoup de soi-disantes apparitions célestes sont de toutes jeunes filles.

voit de l'imagination. C'est cependant quelque chose de plus que la simple *interprétation erronée* (¹), très fréquente, nous l'avons dit, chez l'enfant et qui n'est chez eux d'aucune signification pathologique.

Un pas de plus encore et l'on a l'*hallucination*. Ici la sensation existe, mais sans qu'il y ait eu aucune perception. L'hallucination est loin d'être aussi fréquente chez l'enfant que chez l'adúlte (²). On la trouve cependant dans les mêmes conditions générales : états d'épuisement, états d'anxiété (voir Terreurs nocturnes), cours d'un délire systématisé, ou sous des influences dégénératives, et surtout toxiques (alcool, belladone). L'hallucination revêt toute espèce de formes : elle est gaie ou triste, ou roule sur tel ou tel sujet, sans caractère spécial. Mais chez l'enfant, en raison de son émotivité et de sa pusillanimité, elle est *presque toujours de nature triste, terrifiante.* — Comme hallucinations visuelles, ce sont des animaux (rats, serpents, chauves-souris), des fauves aux yeux ardents, des fantômes, têtes de mort, cadavres, diables... Les hallucinations de l'ouïe sont des cris de mort, des mugissements de tempête, des hurlements..... De même pour les hallucinations de la sensibilité générale et de l'odorat, bien plus rares (³). On retrouve dans tout cela l'effet des contes de nourrices, des histoires de brigands, d'ogres, de revenants, de loups-garous, etc.

Il est très rare que des hallucinations visuelles, *agréables* cette fois, soient notées ; c'est alors au cours d'états

---

(¹) Séglas. *Leçons sur les Maladies mentales.* 1ʳᵉ leçon.

(²) P. Moreau de Tours. *Rev. Philosoph.*, 1888, II, 632.

(³) Elles existent, cependant. Voir Bouchut. *Des Hallucinations chez les enfants*, th. Paris, 1886.

d'extase (hystérie, délires systématisés à forme mystique). — On pourrait enfin retrouver ces hallucinations *indifférentes*, qu'on observe, en dehors de tout trouble mental, dans certaines conditions : fixation prolongée du regard dans une direction déterminée, etc.

Chez les enfants, se présente une grosse difficulté clinique, c'est de pouvoir *vérifier objectivement l'existence de l'hallucination*. Il faut dire que les déclarations affirmatives de l'enfant, à ce sujet, sont en général sincères. Mais on ne doit en tenir compte, qu'autant qu'elles sont appuyées des mots je vois, j'entends, je sens... avec une mimique expressive appropriée, et une description de la chose perçue. — Mais, dans la suite, quand on recherche l'hallucination alors qu'un certain temps s'est déjà écoulé, il est très difficile de dire s'il ne s'agit pas plutôt d'une simple représentation imaginative, les enfants confondant ce qu'ils ont lu et ce qu'ils ont vécu en réalité. Il y a là une difficulté séméiologique dont il faudra se souvenir en clinique.

Ces idées délirantes, illusions, et hallucinations, qui donnent au délire son caractère artificiel, sont très fréquentes chez l'enfant. En revanche, ce qu'on voit infiniment plus rarement chez lui, c'est leur systématisation, précisément à cause de la mobilité extrême des idées. On dit qu'un délire est *systématisé* (*Paranoia, Verrücktheit*), quand le malade, saisissant une idée délirante, la développe continuellement, implacablement, par des raisonnements qui, s'ils n'étaient appliqués à des conceptions absurdes, seraient par eux-mêmes tout à fait logiques. Ce qui arrive dans maint délire chez l'adulte, mais presque uniquement chez l'adulte.

CHAPITRE III

—

TROUBLES DE L'ACTIVITE

Les troubles de l'activité peuvent former un groupe autonome, à la condition de rappeler qu'ils se lient étroitement aux troubles affectifs et intellectuels. En effet, dans toute manifestation d'activité, c'est un concept : la représentation du sentiment de plaisir ou de douleur qui doit en résulter, qui paraît primitivement dans la conscience, c'est-à-dire un phénomène intellectuel proprement dit. Ou, à défaut d'une claire conscience de l'acte, la décision est prise d'après des tendances, des inclinations qui sont en rapport étroit avec des phénomènes émotionnels.

Ces *inclinations*, ces tendances, sont des plus vives chez l'enfant. Mais a-t-il, réellement, une *volonté* ? Il s'ébauche certainement quelque chose d'analogue, dès que paraît le sentiment du moi. Mais cette volonté, par son incohérence, sa versatilité, son absence d'organisation, ressemble encore au désir. Quelques auteurs l'ap-

4

pelent d'un terme plus vague, *volition*. — En réalité, il y a chez l'enfant des marques très nettes d'une volonté, d'une vraie volonté, et souvent des plus opiniâtres (Joffroy).

Il est vrai que la note caractéristique de ces inclinations et de cette volonté est la *fantaisie* qui préside à leur existence. Elles sont essentiellement capricieuses, se manifestant à tout propos et hors de propos. Peut-être est-ce que l'enfant a besoin de prendre possession de sa volonté naissante, en voulant souvent et beaucoup? Pour asseoir son jugement, il toucherait à tout, dans le domaine de l'activité comme dans celui de la pensée, ayant besoin de faire connaissance avec tout, de tout essayer, de tout expérimenter. Le jeu, en tous cas, est l'expression la plus nette de ce besoin incessant d'une activité éparpillée.

A l'activité, à la mise en jeu des reflexes idéo-moteurs, se rattache l'*imitation*. Egger la signale dès le sixième mois ([1]). Elle est plus qu'une tendance innée et aveugle, et elle est moins que l'activité volontaire (Ribot) ([2]), qu'elle prépare cependant. Le rôle de l'imitation est considérable dans la vie psychique, normale et anormale, de l'enfant (contagion des suicides, des crises convulsives chez les névropathes) ([3]). Enfin il y a, à côté de l'imita-

---

([1]) EGGER. *Développement de l'intelligence et du langage chez les enfants*, 1879.

([2]) RIBOT. *Psychologie des Sensations*, p. 228.

([3]) Toutes les névroses peuvent ainsi éclater par séries, à cas semblables : crises convulsives hystériques (épidémie de Moryme, 1857-1861), aboiements hystériques (*Soc. Méd. de Rouen*), hallucinations (à Plédran, en Bretagne, 1885), épilepsie, chorée (à plusieurs reprises, au moyen-âge, en Allemagne et en Italie (tarentisme).

tion en quelque sorte subsconsciente, simple réaction sensorimotrice, l'imitation volontaire qui, de même que la volonté à l'état de formation, tâtonne d'abord et s'essaie. On connaît le rôle de ce genre d'imitation dans la contagion des actions généreuses et héroïques [1]. Inversement, c'est au cours d'écoles buissonnières que les mauvais écoliers prennent fréquemment les habitudes vicieuses des petits vagabonds qu'ils rencontrent et fréquentent; tel est pour eux, le plus souvent, l'école du crime.

I. Diminution de l'activité psycho-motrice. — Le défaut d'activité psychique et psycho-motrice ne se trouve que dans des états graves.

Quelquefois il s'agit d'une diminution de la sensation primitive qui, par suite, ne provoque plus l'effet moteur. Ainsi le refus de manger de certains enfants mélancoliques ne réside parfois que dans l'absence des sensations de faim ou de soif, ou dans l'absence de perception des odeurs ou saveurs agréables.

L'apathie primitive pour le mouvement amène, dans d'autres cas, le mutisme, l'indifférence au jeu. — Cet état particulier se rencontre dans la *mélancolie*, où l'enfant se sent tout à fait impuissant à faire quoi que ce soit. Dans l'*hystérie* aussi. Et, pour une toute autre raison, dans la *démence*, cette fois par la désorganisation complète cérébrale.

II. Exagération de l'activité psycho-motrice. — Dans cette forme, toutes les inclinations se développent

---

[1] Au moment des guerres de religion dans les Cévennes, des enfants protestants firent preuve d'un fanatisme extraordinaire. Au moyen-âge, on avait déjà vu de véritables croisades d'enfants, partant, en troupes nombreuses, pour la Terre Sainte. (Théomanie de P. MOREAU DE TOURS. *Loc. cit.*)

en leur entière liberté, pêle-mêle. Chez l'enfant *maniaque*, une conception quelconque se transforme en acte immédiatement, avec tous les caractères de l'étourderie et de la précipitation les plus vives. C'est une conséquence forcée de la multiplicité des impressions. Il y a par suite une exagération considérable de la dépense musculaire. Dans la *chorée*, il y a une mobilité d'humeur remarquable, même en dehors de celle qui peut être commandée par le délire, et, conséquemment, succession d'actes rappelant la manie.

III. Manifestations spéciales de l'activité psychomotrice. Perversions. — Nous comprenons sous ce titre certaines manifestations spéciales à l'enfance, les unes restant à l'état de simples inclinations, les autres se manifestant par des actes, de conséquences souvent graves en médecine légale; aussi les retrouverons nous plus loin. — On rencontre fréquemment dans l'ordre des inclinations physiques, le *goût prononcé pour les gourmandises*, les douceurs, les spiritueux. — Dans l'ordre des inclinations sociales, l'*attachement prononcé à la mère*, poussé parfois à un degré exagéré (Vogel, West, Berckhan) (¹). — Dans l'ordre des inclinations encore plus élevées, il faut d'abord noter l'*appétit intel-*

(¹) Cet attachement est souvent lié à des sentiments de *jalousie*. Déjà, quand une nourrice retire son sein à son enfant pour le donner à un autre, on voit celui-là se mettre en colère. A un âge plus avancé, des soins, des caresses, des louanges inégalement partagées, une préférence sensible donnée à un enfant par des parents ou par des maîtres, sont des causes qui d'ordinaire déterminent la jalousie. Il n'est pas rare, alors, de voir cette passion marcher sourdement et aboutir à un état de tristesse chronique, prélude de mélancolie (P. Moreau de Tours, *loc. cit.*, p. 231).

lectuel, qui est normal chez l'enfant. « La curiosité n'est autre qu'un penchant de la nature allant au devant de l'instruction » (Fénelon). Aussi l'affaiblissement de ce penchant sera-t-il un symptôme maladif (mélancolie, psychasthénie...), et sa non-existence, tout à fait caractéristique chez l'idiot et l'imbécile. — Quant aux *sentiments religieux*, ils sont intéressants à noter parce que, chez les enfants, ils sont généralement faibles, étant par eux-mêmes d'essence peu accessible. Leur exaltation annonce quelquefois un délire. Le délire mystique ne se voit guère que chez des hystériques, ou des dégénérés paranoïaques.

D'autres inclinations, perverses, cette fois, se montrent en bien plus grand nombre. Bien entendu, nous exceptons celles qui dériveraient d'une erreur de jugement, ou d'idées délirantes, et seraient alors passagères.

Il s'agit ici le plus souvent de traces d'instincts primitifs et bestiaux. Tel, par exemple, le fait, pour les enfants, de porter à la bouche les objets qui leur tombent sous la main, comme s'ils voulaient les manger. Beaucoup aussi se rongent les ongles jusqu'à un âge avancé (*onychophagie*) (¹). L'*instinct destructeur*, qui naît du plaisir éprouvé au changement, est habituel, chez l'enfant, et ne peut avoir la haute signification qu'il acquiert dans les délires de l'adulte (démence...) Le *besoin de mettre le feu*, que nous retrouverons plus loin, est quelquefois inné aussi. De même, la *tendance à dire et à pratiquer des*

(¹) L'onychophagie amène à la longue une déformation des extrémités des doigts, avec diminution de leur sensibilité tactile. Elle est très nuisible, parce qu'elle cause l'absorption par la bouche des microbes pathogènes des matières pulvérulentes accumulées sous les ongles (Voir Bérillon, *Ann. de Psych. et Hypn.*, 1895).

obscénités, dès l'âge le plus tendre : certains enfants ont dû être, à cause de cela, attachés dès leur berceau. Plus tard, les représentations lascives, les fréquentations mauvaises, ne manqueront pas de venir encore exalter cet instinct primitif.

Les *tendances cruelles* des enfants sont bien connues : il y a chez beaucoup un véritable plaisir à la vue de la douleur d'autrui. Beaucoup maltraitent volontiers ceux qu'ils sentent plus faibles qu'eux : des enfants plus jeunes, des adultes faibles, des aveugles par exemple, et se servent contre eux, de leurs ongles, de leur bouche même, pour les mordre. C'est surtout envers les animaux qu'ils sont d'une cruauté inlassable [1].

Les *tendances au vol* — quelquefois pour satisfaire l'instinct de collectionnage, le plus souvent par pure méchanceté, — la *tendance au mensonge*, s'observent aussi fréquemment.

Toutes ces perversions se retrouvent particulièrement accentuées chez les *idiots*, les *imbéciles*, les *fous moraux*, d'une part, les *hystériques*, de l'autre. Nous en décrirons, plus loin, un certain nombre, à l'état d'impulsions maladives nettement liées aux *états dégénératifs*.

---

[1] « Il n'est guère d'enfants dont la cruauté ingénue ne se soit divertie à attraper des mouches, à leur arracher une aile d'abord, et puis l'autre, et puis les pattes, une à une, au nombre de six; ôtant ainsi, par un raffinement de férocité calculée, l'air d'abord, et la terre ensuite, à la victime, et faisant, sans remords, sans trouble, dans le seul intérêt de son plaisir d'un instant, rien que pour jouer, faisant, dis-je, au moyen de ces mutilations progressives, une petite masse inerte, mais non insensible à coup sûr, du plus léger des êtres ailés » (P.-J. STAHL).

CHAPITRE IV

—

TROUBLES DE LA CONSCIENCE

Si comme nous l'avons dit, la vie des sens s'épanouit de bonne heure chez l'enfant, la vie de conscience, en revanche, ne se développe que très lentement. C'est la substitution graduelle des mots *je*, *moi*, au nom propre, apparaissant vers la 3ᵉ année, qui marque la première apparition de la conscience personnelle. Plus tard, le travail ultérieur d'abstraction, impliqué dans l'idée du moi permanent, la perfectionne, aidé du développement de la mémoire, pour la croyance à un *moi* qui dure (J. Sully).

Pour que cette pleine conscience de soi-même disparaisse, il faut quelques-uns des états pathologiques suivants :

Etats crépusculaires. — Dans ces états d'obnubilation, les notions de temps, d'espace, autant que celles de la personnalité propre, sont perdues. Les impressions sensorielles ne sont même plus nettement perçues, et le monde extérieur apparaît comme au travers d'un voile. La mémoire est des plus restreintes, quelques associations d'idées persistent seules. — Le type de cette altération de la conscience se voit chez les *épileptiques*, à la suite d'un accès.

Etats de stupeur. — Ici, aux mêmes troubles psychiques (*confusion mentale*), s'ajoute l'entrave énorme dans la sphère psychomotrice. L'enfant reste des heures entières immobile à sa place. Il présente une expresions d'indifférence ou d'étonnement stupides : la bouche est entr'ouverte, laissant couler la salive, et semblablement, les urines et les matières fécales s'écoulent d'elles-mêmes. Les sueurs sont abondantes. Signalant la diminution de l'innervation dans tous les organes végétatifs, on voit : la respiration superficielle, ralentie, les bruits du cœur faibles, le pouls lent et petit, la circulation périphérique paresseuse, stagnante aux extrémités (œdème des mains et des pieds). — Aucun mouvement volontaire, aucune spontanéité. Seulement, de loin en loin, quelque ébauche de mouvements, remarquablement lents et pénibles. — L'insensibilité à la douleur accompagne cette entrave à l'excitabilité réflexe spinale.

Les états de stupeur sont surtout l'expression de *l'épuisement cérébral*, de la psychasthénie, telle qu'elle survient après des maladies infectieuses graves (fièvre typhoïde...), plus rarement à la suite de *l'onanisme*, et des *tentatives de strangulation*. — Plus accentués encore, ils représentent les états mentaux du *collapsus*, précurseurs de la mort.

Etats de somnambulisme. — Dans ces états, tout à fait particuliers, la conscience ordinaire, au sens médico-légal du mot, est perdue, de même aussi la notion réfléchie du monde extérieur. Mais tous les reflexes médullaires, et aussi tous les états subconscients persistent.

Il en résulte que le sujet est dans un état qui rappelle le rêve, avec cette différence que, n'étant pas endormi, il conserve toute sa psycho-motricité : les représentations, dues à des excitations intérieures (délires, hallucinations) deviennent alors les mobiles d'actions, actions parfois très compliquées.

Cliniquement, voici ce qu'on observe, quand il s'agit de *somnambulisme nocturne*, la forme la plus fréquente : — Le jeune sujet s'est, le soir, couché comme d'habitude. Puis après quelques heures de sommeil, tout d'un coup, ou après une courte période d'excitation, il se lève de son lit, et se livre alors à une série d'actes très divers, semblant vivre un rêve. Il a en effet les yeux grands ouverts, d'une fixité étrange, les pupilles contractées. Il se dirige sans hésitation, ne semblant voir que les objets ou personnes jouant un rôle dans la scène qu'il exécute. Il semble aussi ne percevoir aucune espèce d'interpellation. Son exquisité musculaire lui permet d'autre part, de se tirer avec succès d'exercices périlleux (sauts, courses en équilibre sur les toits.....). Au bout d'un temps variable, le malade, de lui-même, se recouche. — Au réveil, il n'y a plus aucun souvenir de toute cette période agitée. — Un caractère capital ici est la faculté de ressusciter chez le jeune malade, une scène de tous points conforme quand, par des moyens que nous verrons, le somnambulisme sera provoqué.

Le somnambulisme termine quelquefois une *attaque d'hystérie*, à laquelle il est par conséquent intimement lié. Mais d'autres fois il n'existe aucun autre phénomène hystérique : on admet cependant encore sa relation avec la névrose, qui pourra, ou s'en tenir là, ou évoluer ultérieurement. Chez les enfants, c'est cette dernière forme de somnambulisme, *somnambulisme naturel*, qui est la plus fréquente. — Lorsque le nouvel état de conscience se prolonge suffisamment longtemps, on comprend qu'il en résulte un véritable *dédoublement de la personnalité* (Azam).

Etats d'extase. — Les états d'extase sont encore comme des états de rêve, mais où le rêve serait si intense qu'il supprimerait toute sensation, toute notion du monde extérieur, de même que tout état de conscience ne se rapportant pas immédiatement à l'objet de la préoccupation. Celle-ci est généralement une idée délirante, à forme hallucinatoire. — Cet état est exceptionnel chez l'enfant : on ne le voit guère que chez de petites filles *hystériques*, à tendances, où même *délires mystiques*.

TROISIÈME PARTIE

—

DESCRIPTION NOSOGRAPHIQUE

CLASSIFICATION

Une classification naturelle serait nécessaire pour la description des types mentaux anormaux. Malheureusement, elle est encore à trouver. Parmi les auteurs, les uns proposent un classement fondé sur l'étiologie, d'autres sur la symptomalogie, d'autres enfin sur l'anatomie pathologique, malgré que celle-ci soit encore plus ou moins hypothétique. Nous inspirant des classifications plus rationnelles de Magnan et de Krafft-Ebing, voici celle que nous emploierons pour le classement didactique des troubles mentaux infantiles.

1° Les PSYCHOSES PURES, où l'hérédité, seulement possible et non nécessaire, produit la simple prédisposition, et non des états dégénératifs, — et qui surviennent soit isolées (manie, mélancolie), soit en séries (folie intermittente).

2° Les états de DÉGÉNÉRESCENCE, qui présentent, à côté

de délires proprement dits, des troubles élémentaires
de l'intelligence, de l'affectivité, du caractère, etc.

3º Les états mentaux des NÉVROSES, dont beaucoup relèvent en réalité des dégénérescences, mais présentent
néanmoins quelques modalités spéciales.

4º Les FOLIES TOXIQUES où intervient, en plus, l'action
d'un poison, ou extérieur, ou autochtone.

A la suite de ces groupes, comprenant l'ensemble des
troubles mentaux de l'enfant normalement développé,
il faut ajouter :

5º Les cas où les facultés psychiques sont bouleversées
par une véritable et progressive désorganisation cérébrale : ce sont les démences (ÉTATS DE RÉGRESSION).

6º Les cas inverses où le développement cérébral s'est
arrêté dans son évolution, où, par conséquent, l'enfant
reste, par son psychisme élémentaire, à l'état d'être véritablement extrasocial (ÉTAT D'ARRÊT). Ce sont les *idiots*,
les *imbéciles*, les *goîtreux*. Nous les excepterons de notre
étude, voulant nous limiter aux « troubles mentaux »
proprement dits : car il ne peut y avoir troubles de facultés qui n'existent pas. — L'étude de ces déshérités
forme d'ailleurs aujourd'hui une science spéciale, où
l'Ecole Française s'est particulièrement distinguée (Bel-
homme, Séguin, Bourneville, J. Voisin, Sollier).

I

PSYCHOSES PURES

I. — MANIE

La manie est probablement l'expression clinique d'un afflux sanguin cortical, causé par un trouble primitif de la vaso-motricité.

Cliniquement, elle est caractérisée par une surexcitation désordonnée des facultés morales et intellectuelles : sur un fond cénesthétique gai, tous les processus psychiques s'accélèrent, il y a de plus tendances aux mauvais instincts. Ces manifestations, suffisamment caractéristiques de la manie chez l'adulte, le sont, il est vrai, beaucoup moins chez l'enfant. Car il est, nous le savons, normal de trouver chez lui : le contentement de soi-même et même quelque peu de vanité, la variété et la mobilité des conceptions, de même aussi que les tendances perverses. — Cependant ce n'est pas toujours par la gaîté que se manifeste la manie, mais aussi par l'ensemble symptomatique de la colère.

C'est même ce dernier qui apparaît de préférence dans l'excitation de l'enfant à la mamelle. Il y a des pleurs, des cris, de l'insomnie. Au lieu du sommeil profond, des réveils soudains, répétés. L'enfant se découvre, peut tomber de son berceau. La mère ou la nourrice,

inquiète, en arrive à lui donner le sein à tout moment.
Il tète alors quelque peu. Si on lui refuse, il crie alors à
perdre haleine, agite ses membres (sans avoir pourtant
des convulsions), devient turgescent ou cyanosé, et présente même quelquefois des spasmes de la glotte et des
convulsions véritables.

On peut cependant aussi trouver le tableau suivant,
habituel aux enfants plus âgés ([1]).

Chez ceux-ci, le contraste est surtout saisissant quand
les prodromes ont, ce qui n'est pas rare, consisté en un
état de dépression, de tristesse, d'inaptitude aux travaux
scolaires. — Plus rarement le début arrive brusquement
après un excès, une émotion.

On voit alors le délire généralisé. Le regard est bril-
lant, les traits reflètent les sentiments les plus divers et
les plus opposés, la loquacité est intarissable, d'autant
plus vive que l'entourage réclame le silence. La voix est
rauque et forte. Les mouvements sont désordonnés,
brusques, tumultueux, incessants. L'enfant court, rit,
chante, se déshabille, tout cela sans but, sans idée directrice. Insensible à toute douleur d'autrui, il frappe,
égratigne, avec une force musculaire exagérée, malgré sa
gracilité. Il déchire ce qui lui tombe sous la main, c'est
un véritable « brise-fer ». Plus rarement on le voit pro-
diguer les caresses, les baisers, les témoignages d'ami-
tié. — Le sommeil est court et très agité.

Les formes de la manie sont comptées d'après le degré

([1]) Delasiauve est un des premiers aliénistes qui aient décrit cette
affection chez l'enfant. *Gazette des Hôpitaux*, 1852.

de son intensité : la *fureur maniaque* est la forme la plus grave. Quand elle s'accompagne de fièvre, elle forme une entité spéciale, le *délire aigu*, qui aboutit rapidement à la mort. Heureusement, on voit beaucoup plus souvent l'*agitation maniaque*, forme moyenne, et surtout l'*excitation maniaque*, qui n'est que la simple exaltation, sans même de l'incohérence.

Même dans les cas de simple excitation, les enfants sont incapables de fixer leur attention, de suivre une idée. Il ne faut donc pas songer, pour le maître, à continuer leur éducation. Ce n'est que dans les cas tout à fait bénins, ou au moment de la convalescence, qu'on pourra faire travailler, mais « à doses homéopathiques » (Comby) (¹). D'autre part, la manie des enfants quelque peu avancés permet de suivre le développement vraiment luxuriant de l'imagination : mille projets sont formés, qui disparaissent aussitôt. Les mots eux-mêmes arrivent plus exacts, plus variés, avec des tournures de phrases mordantes et spirituelles.

Après quelques jours, il y a en général diminution du délire. L'agitation se calme, la loquacité aussi. Et l'on voit apparaître des intervalles lucides, se prolongeant de plus en plus. Puis la guérison arrive la plupart du temps.

Pronostic. — Le pronostic est cependant à réserver si l'accès est très court et à terminaison brusque : car on peut craindre la folie intermittente, et, en tous cas, les rechutes sont faciles. — Quelquefois il y a passage à l'état chronique. — Le plus souvent, il persiste un état d'excitabilité.

(¹) COMBY. Excitation chez les enfants. *M d. Mod.*, avril 1898. — ESCORNE, th. Paris. 1898.

Diagnostic. — On peut rapprocher de la manie les *accès de fureur* qu'on observe souvent chez l'enfant au cours d'une maladie chronique du cerveau (idiotie, imbécillité, délires des dégénérés, microcéphalie), ou de la moelle épinière (sclérose en plaques). Nous parlerons plus loin de la *manie épileptique.* — Les *délires de la fièvre typhoïde*, de la *pneumonie* revêtent parfois une intensité suffisante pour faire croire à un état maniaque.

Enfin, le délire qui répond à la réaction inflammatoire des méninges ressemble également à la manie, à ses différents degrés : mais il y a alors des vomissements, des troubles pupillaires, des paralysies, des convulsions localisées, etc. Ce sont là les signes ordinaires de *méningites*, simples ou tuberculeuses : on peut les voir aussi cependant dans des états simplement congestifs (auto-intoxications), ou même simplement nerveux (hystérie) : c'est alors le syndrôme nommé *méningisme* ([1]).

II. — MÉLANCOLIE

Le phénomène primitif et constant de la mélancolie est l'état affectif ou émotionnel de dépression, de douleur morale. Comme pour la manie, les causes en sont mal connues : on invoque les émotions, le surmenage, l'onanisme, et surtout la prédisposition héréditaire. Comme la manie aussi, la mélancolie se voit de préférence au moment de la puberté. Etant donné d'ailleurs, qu'elle est plutôt rare ([2]), nous l'étudierons rapidement.

([1]) Dupré. Art. Méningites du *Manuel de Médecine*, tome III. — G. Pochon. Méningites et méningisme, th. Paris, 1897. — Rocca Du méningisme dans les maladies infectieuses, th. Paris, 1898.

([2]) Emminghaus lui attribue les $12/100^e$ des folies de l'enfant. — Mais

A son degré le plus bénin (*mélancolie simple*), l'agitation, la pétulance ordinaire font place à l'affaissement progressif. Les devoirs ordinaires de la vie, ceux de l'école surtout, sont accomplis paresseusement, avec des erreurs nombreuses. Le plaisir du jeu disparaît. L'enfant reste inactif dans un coin, ou assis. Il laisse échapper des soupirs, pleure souvent. Il fuit systématiquement la société, recherche les lieux sombres. Il ne répond que lentement, et à voix basse. Quand on cherche à le distraire, il ne réagit pas, ou montre seulement un rire amer, ou des larmes. Les reproches le laissent insensible. Quelquefois seulement éclate un brusque accès de colère. — L'enfant est d'ailleurs conscient de sa tristesse, mais il n'en peut donner aucune raison.

Quelquefois, c'est l'animation qui domine, avec tous les symptômes de l'anxiété ordinaire telle que nous l'avons décrite (*mélancolie anxieuse*). Elle peut aller jusqu'à des crises d'exaspération, où l'enfant, criant et gémissant, déchirera tout ce qui lui tombe sous la main. Dans ce désordre, on voit l'incontinence d'urine ou le gâtisme ; les impulsions homicides ou suicides arrivent facilement. Le sommeil est court, agité. — L'anxiété ne dure pas longtemps à ce paroxysme : il y a des rémissions. Malgré cela, l'état général s'affaiblit très rapidement.

Il est rare que, chez l'enfant, un véritable délire se greffe sur la dépression mélancolique (*mélancolie délirante*). Les idées qui reviennent alors le plus volontiers

---

M. BLIN, à la colonie de Vaucluse, la rencontrerait en proportions beaucoup plus fortes. *Rapports sur le service des aliénés de la Seine.*

sont des perspectives de mort, de malheurs irréparables, des idées d'humilité à caractère enfantin (il a mérité des punitions, des privations de sortie...). Ces divagations se fondent primitivement sur des troubles illusionnels, des paroles mal interprétées. Ce genre d'erreurs serait même un des signes caractéristiques chez l'enfant (¹).

La mélancolie peut d'autres fois arriver à un degré tellement accentué que, le cerveau étant tout entier à ses préoccupations, les perceptions extérieures disparaissent, l'indifférence à tout devient complète, toute réaction semble impossible (*mélancolie stupide*). L'immobilité est absolue, de même le mutisme. Les sensations internes (faim...) sont elles-mêmes affaiblies, et le sujet refuse souvent toute alimentation. — Cette forme rappelle les états de stupeur, et a même été longtemps confondue avec eux.

Dans tous les états mélancoliques, il y a des signes physiques communs, qui sont seulement plus ou moins accentués. A propos de la tristesse, nous avons parlé des troubles de la nutrition : respiratoires, cardiaques, vasculaires, digestifs, etc. et des expressions variées de physionomie et d'attitudes qui leur correspondent.

La marche de la mélancolie est rémittente. Il y a, d'un jour à l'autre ou d'un moment à l'autre de la journée, des exacerbations et des rémissions. Le matin, c'est la dépression ou l'anxiété qui est le plus accentuée, le soir, ce sont les hallucinations.

Pronostic. — Chez les enfants, il y a presque toujours guérison. Elle survient en général après quelques mois,

---

(¹) Voisin. *Union méd.*, 1872, n° 76.

soit brusquement, soit graduellement. Les récidives sont fréquentes.

III. — FOLIE INTERMITTENTE

Bien des troubles psychiques peuvent survenir d'une manière intermittente : ainsi les attaques hystériques, ou épileptiques, qui se reproduisent souvent sous la même forme et même les simples accès de colère. Mais on désigne spécialement sous le nom de folie intermittente (Magnan) une forme curieuse de psychose, où des accès de manie ou de mélancolie, tantôt isolés, tantôt conjugués, se reproduisent à intervalles plus ou moins éloignés, avec ressemblance entre les accès similaires. Ici il n'y a pas de causes : l'accès éclate spontanément, brusquement, alors que, dans les intervalles, l'état psychique est absolument normal : car ces malades ne sont pas des dégénérés.

Cette forme morbide est exceptionnelle chez l'enfant. Il n'y en a encore qu'un très petit nombre d'observations authentiques. Bien des délires à forme intermittente peuvent être, il est vrai, méconnus, la plupart échappant au médecin après la première rémission.

II

DÉGÉNERESCENCE MENTALE

Les dégénérés sont les sujets chez qui c'est d'une manière permanente que se manifestent les symptômes de la tare pathologique, soit acquise, à la suite d'une maladie infectieuse par exemple,— soit, bien plus souvent, innée, par l'influence de l'hérédité. A la longue s'imprime alors dans la descendance un état congénital d'infériorité mentale et physique : c'est ce qu'on nomme la dégénérescence. Ayant excepté de notre étude les IDIOTS et les IMBÉCILES, qui en sont l'expression la plus complète, nous nous bornerons aux dégénérés les moins atteints, DÉBILES, et surtout DÉGÉNÉRÉS DITS SUPÉRIEURS, à qui la vie sociale est possible.

La dégénérescence se traduit par un certain nombre d'anomalies, physiques ou psychiques, qui sont dites des **stigmates** de la dégénérescence ([1]). Mais ces stigmates n'ont qu'une valeur générale, ils ne pourraient servir à distinguer des dégénérés d'origines différentes (Féré).

Les *malformations ou stigmates physiques* sont naturellement d'autant plus accentuées qu'on s'adresse à des enfants occupant les plus bas échelons de la dégéné-

---

[1] MOREL. *Traité des dégénérescences de l'espèce humaine.* Paris, 1857. — MAGNAN. *Soc. Médico-Psychologique de Paris,* 1886.

rescence. Le crâne peut être trop grand (macrocéphalie), trop petit (microcéphalie), pointu, aplati au sommet, etc. On trouve le bec-de-lièvre, la gueule-de-loup (malformations bucconasales), les anomalies dentaires, auriculaires, le strabisme, les troubles du langage articulé (blésité, zézaiement, bégaiement), la surdi-mutité, le vitiligo, les doigts et les orteils palmés, le pied et la main bots, l'hermaphrodisme, l'anorchidie, la cryptorchidie, etc., et, en général, toutes les monstruosités.

L'état mental ordinaire présente un caractère parallèle de dysharmonie, d'irrégularité. On voit prédominer chez les uns la jalousie, la défiance à l'excès, la conviction qu'on leur manque d'égards — chez d'autres, l'orgueil, avec des prétentions et une outrecuidance ridicules ; ou encore l'amour du surnaturel, la piété exagérée. Il suffira, on le comprend, d'une cause minime pour faire éclore de ces bizarreries des délires véritables. — Chez d'autres, ce seront surtout des anomalies de caractère et d'inclinations, des écarts de conduites, qui les rendront incorrects, nuisibles même à leur famille ou à la société (*stigmates psychiques*).

I. — ANOMALIES SIMPLES

Quelquefois, il ne s'agit que d'une seule anomalie, volontaire, affective ou intellectuelle, simple stigmate psychique proprement dit, qui témoigne à lui seul, malgré la pondération apparente, de la déséquilibration par l'hypertrophie de certains centres. C'est le groupe des *monomanies* d'Esquirol, et, comme des délires peuvent s'y greffer postérieurement, des *Paranoias rudimentaires* de Morselli. On les nomme plus communément des

OBSESSIONS. Leur grand caractère est d'être *conscientes*. On les retrouve surtout chez l'adulte, mais elles peuvent débuter dans le jeune âge.

Phobies. — Les craintes morbides particulières, nommées phobies, sont les plus fréquentes de ces obsessions chez l'enfant, où elles sont cependant bien plus rares que chez l'adulte : ce sont en effet presque toujours des préoccupations psychiques qui les déterminent. Chez des enfants dégénérés, la masturbation, le surmenage scolaire, pourront cependant être des causes suffisantes : aussi les phobies sont-elles inconnues dans la première enfance. Bien distinctes des simples craintes, elles présentent tous les caractères dès obsessions ordinaires des dégénérés : conscience du malade qui s'applique à les écarter, et, pour cela, « se raisonne », la lutte s'accompagnant d'angoisse avec palpitations, vertiges, sensation de constriction thoracique. Puis, la crise passée, sensation de soulagement et de détente.

La plus intéressante de ces phobies, dans le jeune âge, est la crainte obsédante de rougir devant le monde, et même devant des amis, des proches (*ereuthophobie*). Malgré les efforts du jeune malade, qui croit d'abord à une simple timidité, les accès se rapprochent : il en résulte peu à peu un sourd dépit, l'isolement du monde, et des mélancolies véritables (1).

Manies. — Les manies sont les obsessions qui tendent, cette fois, à s'objectiver par des actes. Les impulsions des

---

(1) PITRES et RÉGIS. *Congrès de Nancy,* 1896, et *Arch. de Neurologie,* janv. 1897. — BRETON. *Gaz. des Hôpit.,* 1896. — MANHEIMER. *Méd. Mod.,* 1897. — BECHTEREW. *Revue Russe de Psych.,* 1896-1897. — VESPA. *Il Policlinico,* 1898.

dégénérés au vol, au suicide, etc., seront étudiées plus loin, au chapitre *Médecine légale.* — Mentionnons simplement ici, comme une des plus curieuses, l'impulsion irrésistible à répéter un mot qui s'impose à l'esprit (*onomatomanie*). Cette forme s'associe souvent à des tics, mouvements habituels involontaires et conscients de la face. pour former un véritable syndrome spécial : la maladie des tics (¹).

Aberrations sexuelles. — Quelque rudimentaires que soient les fonctions sexuelles chez l'enfant, on peut leur trouver des aberrations de tout ordre, — soit par l'exagération de l'instinct, soit par sa perversion (²).

L'exagération de l'appétit sexuel se manifeste à un haut degré chez l'idiot, l'imbécile, le crétin, qui, même, n'hésitent pas à tuer, pour les violer, des enfants ou des vieillards. Chez le débile et le dégénéré supérieur, la tendance — plutôt qu'obsession — nommée communément *érotomanie* est moins bestiale, elle ne s'accompagne même pas forcément de sentiments charnels. Certes la simple langueur amoureuse, animant le visage et les gestes, se voit à l'état normal chez quelques enfants : des adolescents écrivent des lettres enflammées à des actrices en renom, de petites pensionnaires s'imaginent qu'on les a remarquées, etc. (³) Mais tout cela dure peu,

---

(¹) Le mouvement convulsif et l'émission du mot sont d'ailleurs des phénomènes de même origine : ils expriment le trouble simultané, l'un, d'une zône déterminée des régions motrices de l'écorce cérébrale, l'autre d'une région encore inconnue, de ses portions idéatives.

(²) REUSS. *Annales d'Hygiène.* Paris, 1886. — CHARCOT et MAGNAN. *Arch. de Nenrol.*, 1892. — PÉLOFI, th. Bordeaux, 1898.

(³) Quelques amours précoces sont restés célèbres : ceux de J.-J. Rousseau, Byron, etc. — Lire P. MOREAU DE TOURS, *loc. cit.*, p. 217.

et l'insouciance du jeune âge passant vite à d'autres occupations. C'est seulement chez quelques dégénérés que l'on voit des idées de ce genre, s'exagérer énormément, et invinciblement obsédante, conduire le sujet à l'anémie, même à la cachexie.

Par contre, les caractères d'obsessions se montrent typiques dans la *nymphomanie* et le *satyriasis* où le désir d'un rapprochement sexuel est éveillé par la vue, soit d'une personne de sexe différent, soit d'objets ou d'êtres quelconques, repoussants même, à l'état normal.

On peut enfin trouver, à l'état inné, une véritable perversion en contradiction avec toute sociabilité : l'*inversion génitale (uranisme)*. Ainsi de petits garçons jouent à la petite fille, et, plus tard, ne s'éprendront que de formes masculines ([1]).

II. — BIZARRERIES DU CARACTÈRE

Les caractères dits excentriques, autre apanage des dégénérés, se montrent dès l'enfance. Goûts, habitudes, penchants, tout est alors bizarre. Les enfants de ce genre, souvent intelligents cependant, émettent les jugements les plus inattendus. Ils sont sans cesse en lutte avec leurs éducateurs, ne font rien comme leurs camarades, et cherchent toutes les occasions d'attirer sur eux l'attention. Ils fatiguent leur entourage de questions déconcertantes.

([1]) Lire sur l'*Onanisme* les travaux de Westphal, Charcot et Magnan, Krafft Ebing, Moll, Chevallier. — Rosenbach. *Oboʒrémé Psychiatryi*, 1897. — Morton prince. Sexual perversion or vice? *Journ. of nerv. and ment. diseases*, avr. 1898. — Thoinot. Attentat aux mœurs et perversions du sens génital, Paris, 1898, etc.

Leurs devoirs écrits sont conçus et rédigés d'une manière étrange, surtout dans leur forme, car le fond est généralement soigné. Les réponses ont quelquefois de l'à-propos. Très espiègles, ils sont cependant, bons et serviables. — La tenue répond à la bizarrerie mentale. Les vêtements sont de coupe singulière, à couleurs vives et voyantes, souvent disparates. — A l'école, on connaît déjà ces enfants sous les sobriquets de fous, toqués, cerveaux brûlés, hurluberlus, etc. (Moreau de Tours) (¹). Dans la suite, ils feront des déséquilibrés véritables.

III. — FOLIE MORALE

Chez beaucoup de dégénérés, ce sont les perversions morales qui s'exagèrent et se multiplient, au point de dominer toutes les autres imperfections psychiques.

Ces cas semblent, il est vrai, particulièrement difficiles à apprécier chez les enfants, par ce fait que ce qu'on appelle la morale n'est pas encore complètement formé chez eux (²). — La morale ne se règle tout d'abord que sur les modifications apportées par l'entourage à l'affectivité du sujet, qui éprouve de la joie aux louanges, du chagrin aux reproches. Plus tard s'ajoute le sentiment très vif de l'amour-propre. Avec le développement ultérieur interviennent les données de l'éducation et de l'enseignement dogmatiques : ce sont des ordres et des défenses, d'après lesquels l'enfant s'habitue à diriger sa conduite. Que cet élément manque, et les premières étapes de la moralité seront des plus incertaines. Enfin

---

(¹) MOREAU DE TOURS. *Loc. cit.*
(²) SCHINZ. La Moralité de l'enfant, *Rev. Philosoph.*, mars 1898.

la possibilité de participer aux joies et aux douleurs de l'entourage, l'altruisme, en un mot, forme la dernière étape de ce développement de la morale.

La folie morale du dégénéré consiste précisément dans l'absence de tout sentiment d'amour-propre, et de tout mouvement altruiste.. D'où l'égoïsme absolu, et le plaisir à seulement mal faire. Quelques-uns, de plus, par la faute de l'éducation ou toute autre cause, n'ont pas non plus le discernement ordinaire aux enfants, du bien et du mal. Beaucoup aussi, suffisamment intelligents, l'ont d'une manière assez claire : seulement leurs appétits et leurs tendances sont les plus forts, et ils les suivent.

Les enfants de ce genre sont le plus souvent lourdement tarés dans leur hérédité : on retrouve particulièrement l'hérédité hystérique et épileptique. Plus rarement la folie morale a semblé acquise, les tendances, bonnes à l'origine, s'étant viciées, en bas âge, lors d'une maladie générale grave.

L'anomalie se révèle, par conséquent de très bonne heure. Les enfants sont capricieux, égoïstes à l'excès. Ils disent les choses les plus pénibles à leurs parents, les froissent dans ce qu'ils ont de plus cher. Ils se montrent vis à vis de leurs frères et sœurs, de leurs camarades, méchants, cruels même. Ils sont impitoyables pour tous ceux qu'ils sentent plus faibles qu'eux (infirmes, animaux, etc.), alors qu'ils sont poltrons avec ceux qu'ils sentent plus forts. Dissimulés, menteurs, ils inventent des histoires fantastiques pour s'excuser. Vindicatifs, ils entassent les calomnies. Ils ont l'horreur du travail, ils déclarent ne vouloir rien faire que s'amuser, vivre à leur guise. Aucun raisonnement n'a de prise sur eux. Ils se moquent de tous les sentiments élevés, et sont d'un cynisme révoltant. On en a vu qui, pour mortifier leur entourage, semaient leurs ordures par terre, jouaient avec, etc (¹).

La marche de la folie morale est presque toujours chronique, progressive. Ces enfants, quelle que soit la situation de fortune de leur famille, seront, adultes, des déclassés, des délinquants aussi : ils finiront plutôt dans les prisons que dans les asiles. Beaucoup tomberont dans l'alcoolisme. — Certains cas de guérison de cette affection semblent bien n'être que des rémissions. On aurait cependant vu, grâce à l'éducation, des jeunes fous moraux devenir plus tard des hommes estimables.

IV. — INSTABILITÉ MENTALE

Cette anomalie, bien connue des instituteurs (²), correspond à une mobilité physique exubérante. L'enfant est incapable de rester en place. Debout, assis, ou à table, il faut qu'il bouge, sans motif. — Son état mental est analogue : il n'a pas plus tôt commencé à compter qu'il veut lire, ou écrire, etc. Aucun conseil de tranquillité ne peut être entendu. — Plus tard, devenu apprenti, il changera incessamment de métier. Il se sauvera, pour un rien, de sa famille, de l'école, de l'atelier. Et cependant la

---

(¹) PRICHARD. *A treatise on insanity*. London, 1835. — BRIERRE DE BOISMONT. *Ann. Hyg. Publ.*, 1858. — TRÉLAT. *Folie lucide*. Paris, 1861. — MAUDSLEY. *Crime et Folie*. Paris, 1874. — SCHERPF. *Iahrbuch f. Kinderheilkunde*. N. F. XVI. — COHN. *Arch. f. Kinderheilkunde*. T. IV.

(²) BOURNEVILLE. *Progrès Médical*, passim. — BOULANGER, th. Paris, 1892.

pondération morale peut être parfaite. — Nous retrouverons cette catégorie d'enfants en étudiant les dégénérés vagabonds (Voir *Médecine légale*).

V. — HYPOCONDRIE

Cette dénomination traduit une autre forme de déséquilibration : celle où, avec l'augmentation de l'excitabilité générale, il y a perception exagérée des sensations subjectives, ce qui alors entretient incessamment l'attention sur la crainte d'une maladie, actuelle ou à venir. Sans doute ces idées hypocondriaques peuvent se retrouver dans un grand nombre de psychopathies. Elles se greffent quelquefois sur une psychonévrose mélancolique (la dépression, alors primitive, est caractéristique). Elles peuvent aussi donner sa forme à un délire systématisé (elles sont alors de nature absolument délirante). Mais ces cas sont exceptionnels chez les enfants. Et la crainte de la maladie se manifeste chez eux de toute autre façon.

Cette affection n'est pas, dit-on, forcément liée à la dégénérescence. Ainsi, on la verrait apparaître primitivement chez des enfants trop choyés, soit passagèrement, soit d'une manière beaucoup plus durable. C'est dans ces cas qu'on serait tenté de faire de l'hypocondrie une névrose spéciale, se développant uniquement sous l'influence de l'éducation (West, Steiner, Jolly, Westphal, Zit, Scherpf, Cohn, Leidesdorf, Emminghaus). — Nous restons dans les traditions de l'Ecole française en rangeant l'hypocondrie parmi les dégénérescences : c'est la lypémanie raisonnante d'Esquirol (Magnan).

Le début de l'affection est progressif, ou, au contraire, brusque, à la suite, par exemple, d'une mort subite dans l'entourage. L'enfant se plaint de n'être pas comme à l'ordinaire, et il s'en plaint de lui-même, fait remarquable et qui n'arrive guère dans les maladies infantiles (¹). On ne peut naturellement trouver aucun motif visible de douleur : ni blessure, ni constriction par les vêtements, ni troubles digestifs. Des purgatifs, des anthelminthiques, restent sans effet, et l'on s'aperçoit à la fin qu'il n'y a aucune altération organique, ni anatomique, ni fonctionnelle. On remarque même que les plaintes qui se succèdent, concernent des localisations variées à l'infini, et souvent contradictoires.

Dans l'intervalle des paroxysmes douloureux, l'état mental est chagrin, anxieux, déprimé, alors même que les douleurs sembleraient entrer dans une voie de rémission durable. Les traits sont contractés, les sourcils froncés, les lèvres plissées, perpendiculairement ridées. La voix est monotone, le langage nasillard, plaintif, entrecoupé de soupirs. La tenue est négligée et malpropre.

La pusillanimité est considérable. La plus petite douleur physique, le simple mouvement quelquefois, devient objet d'effroi (²).

A un degré de plus, on voit s'exagérer l'impressionnabilité, les sensations internes, et le langage qui les dépeint. C'est la tête qui éclate, l'intestin qui se tord, le souffle qui s'arrête, le cœur qui se déchire. La moindre faiblesse du bras est taxée de paralysie, l'enfant se tâte le pouls, se regarde la langue à la glace. Il ne joue plus,

____

(¹) EMMINGHAUS. *Loc. cit.*
(²) EMMINGHAUS. *Loc. cit.* — Lire les observations de BRIAND. *Soc. Méd. Psychol.*, 28 mai 1885, et P. MOREAU DE TOURS. *Loc. cit.*, p. 309.

reste confiné à la maison, inaccessible à toute parole de consolation.

A l'hypocondrie proprement dite, rattachons un certain nombre de troubles prenant des caractères obsessionnels, parce qu'ils se rapportent à une crainte bien déterminée. Ce ne sont pas cependant des obsessions proprement dites. Par exemple, la crainte de la rage ou **hydrophobie**, qui ne se développe guère que chez les enfants déjà un peu âgés, après une morsure de chien supposé enragé. — Autre genre de préoccupations : celle qui produit certaine variété d'**incontinence d'urine**, dite alors psychopathique (J.-L. Petit, Janet). La vessie, quand elle est l'objet de préoccupations incessantes, est entretenue dans un état permanent d'excitabilité. Qu'elles persistent la nuit sous forme de rêves, il y aura mictions fréquentes, diurnes comme nocturnes. Et la miction se fera dans les draps, si l'on a affaire à des enfants paresseux ou à sommeil profond (1).

Le pronostic de l'hypocondrie est, d'une manière générale, mauvais. Elle dure des années. Rarement la guérison arrive, au bout de quelques mois. Le suicide ne s'observe jamais. Par contre, on peut voir naître des troubles obsessionnels tenaces et, greffés par dessus, des délires systématisés (paranoias hypocondriaques).

---

(1) Dans bien des cas, on trouve en même temps que l'hyperesthésie de la vessie, celle des membres inférieurs (FREUD, *Neurolog. Centralbl.*, 1893). — Remarquons que le terme de *pollakiurie* serait plus juste ici que celui d'*incontinence*.

V. — DÉLIRES DES DÉGÉNÉRÉS

Comme nous avons eu l'occasion de le dire, les dégénérés délirent avec une très grande facilité. Ils passent insensiblement de l'état de déséquilibration à l'état de folie. Surtout avec l'intervention d'une cause occasionnelle (surmenage, onanisme, excès alcooliques, fièvre éruptive, etc.).

On peut voir toutes les formes de délires : leur seul caractère commun est d'être *des troubles primitifs de l'intellectualité*, et non des interprétations d'un état affectif primaire. Les idées délirantes sont tout, le ton émotionnel n'est qu'accessoire. Le délire emprunte d'ailleurs au fond de débilité mentale, plus encore qu'à l'âge, un cachet d'extravagance caractéristique. Il peut d'ailleurs, comme chez l'adulte, affecter toutes les formes : déprimées ou agitées et, quant à leur contenu, mélancoliques, hypocondriaques, mégalomaniaques ou de persécution, ces formes pouvant d'ailleurs se succéder ou même coexister. Ces délires apparaissent par bouffées qui, ou bien persistent, ou bien cèdent rapidement, comme elles sont venues.

Chez l'adulte, dans certains de ces cas, les plus aigus, on voit les hallucinations prédominer et créer, avec le délire, un état de forte agitation : ce sont ces états maniaques, bien différents cependant de la manie pure (qui est peu hallucinatoire) qu'on nomme des **paranoias aiguës.** — D'autres fois, l'abondance des hallucinations est telle, qu'elles peuvent déterminer, comme réaction, ces états de stupeur que nous avons signalés à la séméiologie (stupeur ou **confusion mentale hallucinatoire**).

— Les observations de ce genre sont encore extrêmement rares dans le jeune âge.

Quant aux délires des dégénérés, à marche chronique
et systématisée, cette fois, ce sont essentiellement,
on le comprend, des maladies de l'adulte. Cependant,
une forme de ces délires paraît prendre naissance au
moment de la puberté : c'est ce qu'on décrit en Allemagne sous le nom de **paranoia originelle** TYPE
SANDER ([1]).

Les enfants en question montrent une intelligence
moyenne. De bonne heure, ils sont silencieux, rêveurs ;
et cette douceur fait la joie de leurs parents. Cependant,
ils sont défiants à l'égard de ceux-ci. Ils ne se sentent pas
traités par eux avec autant d'amour que leurs frères ou
sœurs, ils se croient de nouvelles « Cendrillons ». Ils
sont, en revanche, tout émus des paroles aimables ou
des flatteries venant de gens plus élevés qu'eux. Un beau
jour, ils acquièrent l'idée qu'ils sont destinés à quelque
chose de grand, qu'ils ont des talents extraordinaires. Le
ton qui règne dans leur maison n'est plus, dès lors, assez
distingué, à leur gré. Après avoir cherché, ils finissent
par se trouver une ressemblance avec des membres d'une
famille royale et ne se croient que les fils adoptifs de
ceux qui se donnent comme leurs véritables parents. Des
allusions qu'ils croient comprendre prouvent qu'on les a
changés, en nourrice. — Chez les jeunes filles, ce délire
mégalomaniaque revêt plutôt une teinte érotique.— Nous
avons signalé les idées hypocondriaques (v. plus haut).

([1]) W. SANDER. *Arch. f. Psychâtrie.* Vol. I, p. 389.

La lecture des romans est d'ailleurs d'une grande influence sur le contenu du délire.

A une époque plus tardive, apparaîtront les hallucinations : le pronostic sera alors presque toujours fatal.

Quelquefois, à la suite d'une cause futile (peur nocturne, excès sexuel, onanisme qui, ici, est particulièrement fréquent), surviendra un épisode délirant aigu. — On a quelquefois vu des régressions.

Dans tous les cas, on devra être très prudent dans l'affirmation du diagnostic de cette affection, rare d'ailleurs.

III

NÉVROSES

La médecine générale comprend, sous le nom de névroses, un certain nombre de maladies nerveuses *sans lésions*. Mais ce groupe, très disparate, n'est certainement qu'un cadre d'attente. Ainsi, l'épilepsie semble relever d'altérations corticales, la chorée paraît être un trouble spécial à l'appareil nerveux moteur anormalement développé (Joffroy), et, dans la neurasthénie et l'hystérie, on tend à voir de plus en plus l'altération purement psychologique. — La plupart des troubles mentaux des névroses relèvent de la dégénérescence, quoique un certain nombre ait des caractères assez spéciaux. D'autre part, on admet aujourd'hui que *les névroses elles-mêmes ne sont que des modalités de la dégénérescence*. Cependant nous conservons à ce chapitre son autonomie, qui est classique.

I. — NEURASTHÉNIE

L'épuisement, la faiblesse persistante du système nerveux, associée à son excitabilité, constituaient ce qu'on appelait autrefois d'une manière vague le *nervosisme*. A l'aide d'un certain nombre de symptômes bien déterminés, on a pu y délimiter, aujourd'hui, une entité nette, la neurasthénie. C'est, d'une manière générale, la *maladie du surmenage.* C'est, par cela même, une maladie de l'adulte. Elle est rare chez l'enfant où on ne la retrouve guère qu'après la dixième année. Encore est-ce surtout dans les cas où existe la tare héréditaire, la neurasthénie prenant, de ce fait, une forme particulièrement vivace.

La dépression cérébrale est, comme chez l'adulte, le phénomène essentiel : à l'école, on remarque que l'attention est moins facile, la curiosité moins éveillée, les associations d'idées moins rapides. Les devoirs, surtout les calculs, sont pleins de fautes ; les questions n'appellent plus que des réponses mécaniques. Mais c'est surtout la volonté qui est très affaiblie : le manque de courage est complet. Le jour, l'enfant reste volontiers couché dans sa chambre, recevant fort mal ceux qui le dérangent. Mais la pusillanimité existe en même temps à un degré remarquable, et c'est elle qui fait que l'enfant quoique sauvage, ne se tient cependant jamais trop éloigné de la société des hommes.

L'impressionnabilité est très grande, chez ces enfants, toujours d'aspect fragile et délicat. Il y a des alternatives remarquables de tendresse et de violence, des accès d'anxiété, des crises de colère. Mais les paroxysmes les plus aigus, quels qu'ils soient, ne tiennent pas longtemps, et les vivacités, une fois passées, sont vite oubliées. Ces enfants s'étonneraient même bien qu'on leur en gardât rancune (M. de Fleury) (¹).

L'insomnie surtout est caractéristique, dans la neurasthémie confirmée. Le sommeil a lieu tard le soir, même si la journée a été fatigante. Le malade se réveille souvent

---

(¹) M. DE FLEURY. Le corps et l'âme de l'enfant.

en état d'excitation ou d'anxiéié, monologuant, soupirant, criant même, se retournant à chaque instant dans son lit. Quelquefois, cette anxiété suit une terreur nocturne. On voit également des accès de somnambulisme.

On comprend la lassitude générale au réveil. D'ailleurs, l'attitude est continuellement relâchée, les muscles flasques, incapables de mouvements prolongés ou d'efforts. Des bâillements, des frissons agitent le corps, comme s'il y avait sensation de froid. C'est ce qu'exprime aussi le facies, aux joues pâles, aux traits battus, au regard vide et fuyant. Comme chez l'adulte, on retrouve des symptômes physiques pénibles : des lenteurs de la digestion, de la paresse intestinale, des vertiges, de la fatigue rapide de la vision, des sensations douloureuses de la colonne vertébrale (courbature, constriction, pression), au niveau surtout de la nuque et des lombes. — Très vives sont surtout les douleurs de tête (sensations de plénitude, de constriction, de pesanteur), que l'enfant indique de lui-même. — Disons à ce propos que la **céphalée** est un symptôme très fréquent dans la population scolaire (30 à 40 %, d'après Emminghaus). Elle est due quelquefois à l'afflux sanguin cérébral, quelquefois à des efforts d'accommodation des yeux, suite de contentions intellectuelles prolongées. Mais la plupart des céphalées relèvent directement de la neurasthénie.

Diagnostic. — La *nervosité créée par l'onanisme* engendre des symptômes neurasthéniques : le cercle gris bleuâtre des yeux, la teinte terreuse doivent toujours éveiller l'attention. Les taches de sperme sur les draps seront le meilleur signe objectif.

Les états neurasthéniques sont quelquefois confondus

avec la *mélancolie simple*; mais la dépression est ici beaucoup plus accentuée ; — ou même avec l'*hystérie*, qui peut d'ailleurs s'y associer pour former des *états hystéro-neurasthéniques*.

Pronostic. — Avec un traitement bien conduit, la neurasthénie guérit, sous conditions bien entendu, de la cessation des causes. Cependant elle n'est quelquefois que le prélude de psychopathies graves qui évolueront à l'âge adulte.

II. — HYSTÉRIE

Tous les symptômes de l'hystérie de l'adulte, en particulier les crises convulsives, peuvent exister avant l'âge pubère. D'après Briquet [1], les enfants représenteraient même le tiers ou le quart du nombre total des hystériques. D'autres statistiques fondées sur l'âge, montrent qu'il est impossible de fixer une époque de prédilection pour le début des accidents hystériques ; on peut seulement affirmer qu'ils sont rares avant 6 à 8 ans [2] et que l'apparition de la puberté les favorise [3].

Les causes de l'hystérie doivent être surtout rapportées à l'hérédité, hérédité plus souvent de transformation que similaire. Sans doute, l'éducation défectueuse peut être

---

[1] Briquet. Traité clinique et thérapeutique de l'hystérie. Paris, 1859.

[2] Pour quelques auteurs, nombre d'accidents du premier âge attribués habituellement à la dentition, aux troubles digestifs, aux vers intestinaux, etc., seraient des manifestations hystériques. Conturie, th. Paris, 1896.

[3] M. Gilles de la Tourette ayant observé une apparition égale de l'hystérie à cet âge dans les deux sexes, dénie toute influence causale à l'instauration menstruelle.

d'un certain rôle, mais elle n'a la valeur que d'une cause occasionnelle. C'est même surtout chez l'enfant qu'on peut bien juger de la haute valeur de l'hérédité, parce que, à cet âge, les parents sont là pour se prêter à la recherche des antécédents, ce qui n'arrive qu'exceptionnellement chez l'adulte (Joffroy) ([1]).

L'hystérie, essentiellement protéiforme, peut se manifester de façons extrêmement variées : crises convulsives, syndrômes complexes simulant des maladies organiques (coxalgie, affections médullaires, etc.), la méningite ([2]), l'incontinence d'urine, etc. Le diagnostic de ces troubles est particulièrement difficile chez l'enfant, car, le plus souvent, il n'existe à la fois qu'un seul de ces symptômes et, d'autre part, les stigmates ordinaires à l'adulte (insensibilité cutanée, rétrécissement du champ visuel, sensation de boule pharyngée, etc.), font défaut. Mais bornons-nous ici aux formes purement psychopathiques.

Ces formes, très variées, vont des simples altérations de caractère à l'aliénation la mieux caractérisée ([3]).

Forme légère : troubles de caractère. — C'est la modalité la plus fréquente du psychisme hystérique.

Elle se traduit presque exclusivement par une irritabilité excessive. Une émotion, un rêve, suffiront à provoquer des explosions violentes. D'ailleurs, il est tout-à-fait habituel que ces enfants passent vite, presque sans motif, de la joie à la colère.

Ils sont remuants et, en même temps, indécis et capri-

([1]) P. JOFFROY, Congrès de Clermont-Ferrand.
([2]) DEBOVE. *Soc. Méd. des Hôpit.*, 1885-1886. — BARIÉ. *Soc. Méd. des Hôpit.*, 1886. — BLUMENAU. Vratch, 1898, n° 5.
([3]) LEGRAND DU SAULLE. *Les Hystériques.* Paris, 1883.

cieux. Très jaloux, ils ont, pour les parents ou des étrangers, des affections aussi vives que changeantes. Les tendances sont bizarres ; ainsi les petits garçons ont souvent du goût pour les jeux de poupées, et autres amusements de fillettes. Mais l'amour-propre surtout est excessif, ainsi que la joie d'être admiré. C'est même là la raison qui détermine la plupart des actes répréhensibles (Mouratow) [1].

Il y a des crises de tristesse, d'autant plus longues qu'on veut plus les calmer. Rarement l'apathie remplace l'impressionnabilité (Clopatt) [2].

Le niveau intellectuel est cependant moyen ou élevé, la compréhension, le discernement sont normaux. Les facultés d'assimilation peuvent même être très vives, surtout pour les arts d'agrément. Mais si la curiosité s'éveille facilement, la mémoire est plutôt faible. — La physionomie, presque toujours vive et ouverte, contraste avec celle, inerte, des épileptiques. — Les sentiments de pudeur, chez la jeune fille, s'accentuent d'une manière remarquable. Les petits garçons eux-mêmes deviennent craintifs, ils se troublent aux questions qu'on leur pose, baissent les yeux, on dit qu'ils se « féminisent ».

Sans doute, bien d'autres enfants peuvent présenter de petites altérations du caractère à peu près semblables, mais le médecin exercé ne s'y trompera pas.

Forme moyenne : extravagance. — Ici, les symptômes s'aggravent : la versatilité des idées et de l'humeur devient, cette fois, insupportable. Ces enfants, des jeunes

---

[1] MOURATOW. Le caractère hystérique chez les enfants. *Vratch,* n° 14, 1898.

[2] CLOPATT. Etude sur l'hystérie infantile. Helsingfors, 1888.

filles en général, sont querelleuses, susceptibles. Elles sont mal avec toutes leurs compagnes. D'une liberté d'allures excessives, turbulentes et indisciplinables, elles sont obligées de quitter leur classe, où elles ne peuvent recevoir l'instruction la plus élémentaire. A la moindre contrariété ou réprimande, des sanglots, des larmes intarissables, avec sensation d'oppression à l'épigastre, de strangulation, de boule pharyngée. Elles sont jalouses, coquettes, maniérées. Elles montrent quelquefois une tristesse profonde et un mutisme obstiné. Mais, en général, il y a l'éréthisme, entretenu par l'insomnie, des cauchemars, des peurs nocturnes, qui s'exagèrent en hallucinations. De là aussi, des préoccupations sur la santé, qui tournent à l'hypocondrie, les sensations internes, réelles, donnant lieu aux interprétations les plus fantaisistes. En même temps, la volonté n'agit plus. Les jeunes malades ne peuvent plus et ne veulent plus vouloir.

. Et surtout, comme elles joignent au besoin de se plaindre, le besoin encore plus fort de se rendre intéressantes, elles amplifient leurs souffrances, vraies ou imaginaires. Si bien qu'il est parfois difficile pour le médecin de se prononcer à ce sujet (voir Simulation).

3° Formes graves. — Troubles de la conscience et délires. — Tous les troubles de la conscience, toutes les altérations de la personnalité peuvent se trouver ici, quoique avec des degrés de fréquence très divers.

Ainsi, l'attaque brusque de sommeil ou *léthargie*. Fréquente chez l'adulte, elle est cependant très rare ici.

Les *phénomènes somnambuliques* sont, au contraire, très fréquents; le plus souvent, le somnambulisme est spontané, tel que nous l'avons décrit plus haut, et ne l'accompagne pas d'autres symptômes : ce n'en est pas

moins un signe, et un signe révélateur, d'hystérie, la
névrose pouvant, d'ailleurs, s'en tenir là définitivement.
— Dans d'autres cas, le somnambulisme constitue la
phase finale d'un grand accès hystérique (convulsions
épileptoïdes, contorsions clowniques, attitudes passion-
nelles). Il peut même arriver que les phases convulsives
de début soient très courtes, que l'accès somnambulique,
d'autre part, se prolonge longtemps : la maladie revêt
alors la forme particulière d'une marche incessante, véritable *fugue* ressemblant à un vagabondage ordinaire
(V. plus loin).

Les *troubles délirants* proprement dits, sont, quand ils
existent, importants, à cause de leur prédominance sur les
autres symptômes. Ils peuvent être plus ou moins intenses, apparaître avant l'attaque, qu'ils signalent, la remplacer, ou prolonger une de ses phases. Les troubles délirant se montrent alors quelquefois tout seuls, l'attaque
convulsive ayant avorté, et c'est ce sur quoi l'École de
la Salpêtrière insiste ([1]). A côté de la simple exagération
des troubles psychiques habituels, on peut trouver ainsi
des états d'aliénation bien caractérisée : illusions, hallucinations, particulièrement actives et de nature pénible,
impulsions homicides et suicides. C'est tantôt la *manie
furieuse*, tantôt le *délire religieux avec extase* (l'extase
est très spéciale à l'hystérie dont elle doit toujours
éveiller l'idée), ou encore une forme particulièrement
effrayante du *délire de persécution*, où les hallucinations

([1]) Voir à ce sujet GILLE DE LA TOURETTE, l'*Hystérie*, qui résume
tous les travaux de CHARCOT. — Lire aussi : PITRES, *Leçons cliniques
sur l'Hystérie et l'Hypnotisme*. Paris, 1891.

diurnes et nocturnes entretiennent un état de vive frayeur.

III. — CHORÉE

La chorée (danse de Saint-Guy) est la névrose la plus particulière à l'enfance et peut apparaître à toutes ses périodes (dentition, seconde enfance, puberté). Elle s'accompagne de troubles mentaux presque constants et, en tous cas, d'une très grande variété d'aspects (¹).

Correspondant à la brusquerie, au désordre, à l'incertitude des mouvements, on voit la mobilité d'humeur et l'émotivité de tous les instants. L'*excitabilité* est même le symptôme principal (Zinn) (²). Ce que l'entourage caractérise d'un mot : l'enfant devient insupportable. En raison de cette impressionnabilité, l'attention devient difficile à fixer, d'où, peut-être, les *troubles de l'évocation des souvenirs* (³), qui sont cause que le facies prend une expression niaise, hébétée. Comme chez tous les enfants nerveux, on trouve ici les *hallucinations de la vue*, terrifiantes, qui sont même d'une singulière fréquence. Elles apparaissent avant le sommeil et se prolongent jusqu'au milieu de la nuit. Plus fréquentes et plus variées, les hallucinations peuvent même former un véritable *délire hallucinatoire aigu*, tout à fait caractéristique de l'état de mal choréique, dont la terminaison est mortelle.

Mais la chorée, comme les autres névroses, porte l'empreinte de l'hérédité, — hérédité similaire ou, bien plus souvent, dissemblable. Et le fait acquiert une im-

---

(¹) Marcé. Etat mental dans la chorée. *Acad. de méd.*, avril 1859.
(²) Zinn. *Archiv. für psychiatrie* XXVIII, 2, 1896.
(³) Ribot. Maladies de l'Attention 1888. — Sollier. Troubles de la Mémoire, 1892.

portance particulière pour l'explication des **délires des choréiques** (Joffroy). [4] Toutes les formes délirantes ne sont ici, en effet, que des traductions de la dégénérescence, dont elles relèvent uniquement. C'est ainsi que l'on voit l'*exaltation maniaque*, les *mélancolies délirantes, anxieuses ou stupides*, avec refus d'aliments, idées de suicide, des *délires, ébauchés, de persécution*. Dans tous ces cas, la cause dégénérative est si nette qu'il n'y a même pas de relation entre l'intensité de la névrose et le développement des délires eux-mêmes. Ceux-ci n'ont rien de spécial comme forme — ni même comme évolution. Car ils peuvent se développer et prendre fin à toutes les périodes de la névrose.

IV. — ÉPILEPSIE

Le rôle de la tare héréditaire est plus net encore dans l'épilepsie que dans toute autre névrose [1] : tous les dégénérés peuvent compter des épileptiques dans leur descendance. Ici encore, l'hérédité similaire [2] est moins fréquente que l'hérédité nerveuse générale, et c'est peut-être dans cette névrose que l'on retrouve le plus, chez les ascendants, l'alcoolisme, les tics..... Les traumatismes cérébraux peuvent aussi produire l'épilepsie, soit par le mécanisme de la commotion cérébrale, soit en produisant des lésions en foyer. — Quant

---

(1) JOFFROY. Folie choréique. *Semaine Méd.* 25 février 1893. — BRETON, Th. Paris, 1893. — SÉGLAS, *Bull. Soc. Méd. Ment. Belgique*, 1887.
(2) DÉJERINE. l'Hérédité dans les Maladies du système nerveux. Paris, 1886. — FÉRÉ. Les épilepsies et les épileptiques. Paris, 1890.
(3) D'après les statistiques de FÉRÉ, BOURNEVILLE et ECHEVERRIA, l'hérédité similaire serait le plus souvent indirecte.

aux vers intestinaux, aux maladies infectieuses, etc., ce ne sont que des causes occasionnelles. — La puberté aurait, sur la fréquence de la névrose, une influence active pour les uns (Lawson Tait, Beau), nulle pour les autres (Esquirol).

Chez l'enfant, comme chez l'adulte, l'épilepsie se manifeste par des troubles nerveux et des troubles mentaux. A ce dernier point de vue, c'est une affection redoutable car l'on ne compte guère que 20 % des jeunes épileptiques qui conservent indemnes leurs facultés psychiques (Wildermuth) (¹).

Dans la première enfance, il y a seulement encore des troubles convulsifs : nous savons que la mobilité des mouvements, l'excitabilité reflexe, très vive, des tout jeunes enfants, les prédisposent en effet tout particulièrement aux éclampsies. Plus tard, dans la seconde enfance, cette disposition convulsive peut se prolonger, à la faveur, cette fois, des appréhensions, des terreurs nocturnes, alors si fréquentes. D'une manière générale, plus les accidents spasmodiques arrivent d'une manière précoce et plus l'intégrité psychique est elle-même compromise.

Les troubles psychiques d'origine épileptique, sont, comme chez l'adulte, aigus, à forme paroxystique, ou au contraire permanents, évoluant d'une manière chronique.

Troubles Paroxystiques. — Les états psychiques paroxystiques peuvent précéder les accès convulsifs ou les

---

(¹) Wildermuth dans Schüle, *Handbuch der Klinischen Psychiatrie.* Leipzig, 1886.

vertiges, — ou les suivre, — ou même les remplacer ; ils sont alors, comme on dit, leurs équivalents. En règle générale, les mêmes séries d'accidents reviennent chaque fois sous une même forme, servant de type.

La folie épileptique est une de ces formes fréquente. Elle peut, elle-même, revêtir les aspects les plus variés. Citons, entre autres, les *délires avec impulsions*. L'apparition de ceux-ci est, quelquefois, précédée de céphalées, de craintes vagues, d'irritabilité anormale, d'hallucinations même : le plus souvent, ils éclatent soudainement. C'est alors l'incohérence absolue des paroles, l'exécution rapide d'actes inexplicables, — et, surtout, la fureur contre les personnes de l'entourage (injures, voies de fait) ou contre les choses : destruction d'objets, le tout exécuté avec une force et une brutalité inouïes.

D'autres fois, avec la même loquacité, la même agitation, les mêmes impulsions furieuses, il n'y a pas incohérence, l'enfant peut répondre aux questions avec une certaine logique. Les gestes sont, non plus désordonnés, mais au contraire d'une précision redoutables. C'est la *manie épileptique*. Elle est exceptionnelle chez l'enfant (Schüle))[1]).

Ces deux genres d'accès délirants se terminent brusquement, comme ils sont venus. Ils laissent cependant après eux une *phase de stupeur*, qui peut aller jusqu'au coma, plus ou moins prolongé. Au réveil, il y a toujours cette obnubilation que nous avons décrité sous le nom d'*état*

---

[1] SCHÜLE. loc. cit. — AUDRY. Fureur maniaque chez un épileptique de 14 ans. *Lyon médical*, 1888.

crépusculaire. Lorsque la conscience redevient complète, l'oubli de la crise persiste, cependant, d'une manière absolue. L'*amnésie* épileptique est très caractéristique.

TROUBLES PERMANENTS. — Les anomalies permanentes, chroniques, se montrent à des degrés bien différents.

Le plus bénin est l'*altération du caractère*, ou plutôt — le caractère tel qu'on l'entend généralement, n'étant pas encore complètement formé chez l'enfant, — l'altération de l'affectivité et des inclinations.

L'enfant est querelleur, rancunier. Il a une irritabilité excessive, qui se traduit par des crises de larmes ou des accès de fureur. Les inclinations sont remarquablement égoïstes : il y a tendance presque constante à la destruction, plaisir ordinaire à nuire, à torturer soit des animaux, soit même des camarades. Et avec cela, ces enfants d'ailleurs voraces, au teint rouge, sont dans une agitation perpétuelle, grimpant aux arbres, escaladant les murs, braves, d'ailleurs, et sans crainte pour leur propre peau (M. de Fleury) (¹). L'entourage n'a pas de prise sur eux, car ils sont tout spécialement entêtés : leur mauvaise volonté, leurs caprices sont continuels et s'exagèrent encore quand les parents y prêtent attention. Souvent même la vie de famille devient intolérable, et l'internement s'impose.

D'autres fois, ce sont les *facultés intellectuelles* qui sont peu à peu frappées. La mémoire devient alors de plus en plus difficile, les associations d'idées plus paresseuses, les perceptions elles-mêmes se font plus péniblement, toutes anomalies qui frappent naturellement

---

(¹) M. DE FLEURY, le Corps et l'âme de l'enfant, 1898.

plus dans les exercices scolaires que dans les relations ordinaires de la vie.

DÉMENCE TERMINALE. — La forme la plus grave de ces états de régression est la déchéance psychique totale, la *démence*, analogue à celles que nous décrirons plus loin. A noter seulement que le malade a conscience de son état et qu'il s'efforce, pour peu qu'il ait été intelligent antérieurement, de masquer autant que possible ses lacunes de mémoire. Mais peu à peu l'apathie arrive, avec mille bizarreries. Aussi apparaissent, par bouffées, des idées tristes et hypocondriaques, bases parfois d'un véritable délire. Puis l'abrutissement fait des progrès rapides, en proportion d'ailleurs de la fréquence des accès convulsifs. — La mort arrive quelquefois en état de mal, ou par le progrès des escarres, ou par un quelconque des accidents auxquels les malades déments sont toujours exposés (¹).

(³) CHASLIN. *Art. Epilepsie* dans Traité des Maladies de l'Enfance de Grancher, 1898.

IV

ETATS DE RÉGRESSION

Nous comprenons sous ce nom les états de ralentissement ou d'arrêt des fonctions psychiques, chez un enfant normalement développé : la diminution de la sensibilité, de l'intelligence et de l'activité volontaire, c'est-à-dire la *démence*, qui s'accompagne d'ailleurs de divers troubles de l'état physique, est bien en effet la marque d'une vraie régression. Cet état psychopathique peut être amené par des lésions cérébrales ou cérébro-méningées diffuses : c'est ainsi que le tissu conjonctif, tissu de soutien des éléments nerveux, se sclérosant chez l'alcoolique, le syphilitique, ou simplement sous l'influence du grand âge, en vient à troubler peu à peu la conductibilité des neurones. Le trouble est encore plus profond quand ce sont les neurones qui s'atrophient eux-mêmes primitivement, en plus : c'est le processus qui se produit dans la paralysie générale, maladie de l'adulte, dans la grande majorité des cas tout au moins.

On retrouve aussi chez l'enfant, cet arrêt de la conductibilité, mais ce n'est plus par une usure lente organique, mais bien par un arrêt fonctionnel, purement dynamique, évoluant alors le plus souvent d'une manière brusque et déterminant alors le syndrome psychique et physique de la stupeur. A l'encontre des démences organiques, ces démences aiguës sont bien l'apanage de la jeunesse. Elle peuvent cependant être également chro. nique, ce qui a permis à Kahlbaum et à Kraepelin de les rapprocher des démences séniles. — On les trouve plus particulièrement au moment de la puberté. L'étude des démences de la puberté s'impose dans une étude des psychoses de l'enfance.

I

DÉMENCE DE LA PUBERTÉ

La question des troubles mentaux de la puberté ne forme pas, avec raison, selon nous, un chapitre spécial dans les traités de psychiatrie générale : Il ne doit pas en être de même ici, tant elle soulève de discussions spéciales au sujet qui nous occupe (¹).

Eliminons d'abord un certain nombre de troubles qui ne relèvent pas, à proprement parler, de la puberté, mais s'y rencontrent volontiers pour la première fois : les bizarreries sexuelles, l'alcoolisme, la tabacomanie, le surmenage intellectuel.

Sur les troubles mentaux proprement dits, agissent deux sortes de causes, en proportion très inégales. De ces deux causes, l'une est physiologique, c'est la transformation du système nerveux, transformation profonde, comme celle de tout l'organisme produite par la puberté;

(¹) Quelques auteurs reculent beaucoup plus loin les limites de cette affection, jusqu'à 30 ans (CHARPENTIER). On l'intitule alors *démence précoce*, en y comprenant les démences alcooliques et épileptiques.

l'autre est pathologique, c'est l'entrée en jeu, fréquente à cet âge, des causes héréditaires. C'est précisément de la valeur relative qu'on attribue à chacune d'elles, que naissent les discussions si vives, encore actuellement, sur les psychoses de la puberté. En effet, pour les uns, la tare héréditaire est tout, la puberté n'étant que simple coïncidence (Griesinger, Dagonet, Hammond, Morel, Esquirol, Guislain). Pour d'autres, c'est bien le développement de la puberté qui causerait des accès de folie, mais s'il existe seulement quelque tare héréditaire (Maudsley). Pour d'autres enfin, la puberté seule suffirait (Marro) (¹).

Des différences individuelles se manifestent déjà très nettement à l'état normal, surtout chez les petites filles : les unes en effet sont paisibles, l'instauration menstruelle s'établit sans secousse, les autres sont agitées, elles ont des bouffées de mélancolie, des crises de larmes, un sentiment plus ou moins profond de dégoût pour la vie.

C'est chez celles-ci qu'on verra apparaître des troubles mentaux caractérisés.

Le tableau de la folie de la puberté est un de ceux que nous connaissons déjà. Car c'est tantôt un *état maniaque ordinaire*, avec tendances impulsives, tantôt un *état maniaque choréiforme*. Quelquefois aussi une *mélancolie stupide*. D'une manière générale, on peut dire que les *états de stupidité, et même de stupeur*, reviennent avec une prédilection marquée : d'où la dénomination de *démence aigue* donnée à l'ensemble de l'affection.

Dans les cas typiques, c'est insensiblement que se fait

(¹) MARRO. *Annali di Frenatria* V, IV. — VI, I.

le début : les prodrômes sont bénins, n'attirent pas l'attention. Plus tard seulement on remarque l'affaiblissement, déjà notoire, de l'intelligence, des lacunes dans les *sentiments affectifs* et une *modification dans le caractère* et la manière d'être du sujet. Puis apparaît la déchéance généralisée.

Il peut cependant arriver que les *processus intellectuels* se trouvent seuls compromis : l'acquisition des représentations devient laborieuse, le jugement et le raisonnement s'alourdissent, la mémoire fait défaut, une tension active de l'esprit ne peut suppléer aux vides croissants, le plaisir d'apprendre disparaît aussi, jusqu'à la complète apathie. Ne voit-on pas journellement des enfants, qui montraient, à l'âge scolaire, les qualités les plus brillantes, devenir, au moment du choix d'une carrière, l'objet des légitimes soucis des parents, par le retard où restent leurs facultés de critique ? Beaucoup de ces adolescents coulent à fond, aux premières difficultés de la vie.

Cette déchéance peut d'ailleurs s'arrêter à n'importe quel cran, et donner lieu, par suite, à de grandes variétés dans le pronostic du niveau mental. Ainsi, il peut y avoir guérison, avec déficience suffisamment peu prononcée quelquefois pour que le malade puisse reprendre ses occupations antérieures. Malheureusement, l'aliéniste est souvent consulté trop tard.

Des *crises aiguës, à forme maniaque, mélancolique, paranoïaque,* peuvent aussi jalonner le cours de l'affection : si les premiers symptômes de celle-ci été ont négligés, on pourra prendre alors ces délires pour des psychoses autonomes.

Hébéphrénie. — Tous ces troubles peuvent se rencontrer dans d'autres affections. Opposons-leur une forme

qui serait spéciale à cette période, l'*hébéphrénie*, telle
que la décrivent Kahlbaum et Hecker. L'hébéphrénie
débute par un stade de dépression, avec idées de suicide
fréquentes. Mais cette tristesse est toute superficielle,
elle change sans motifs. Il semble même que le malade
joue avec ses propres idées, en y mettant une certaine
coquetterie. De plus, aux idées de tristesse succèdent
brusquement des accès de gaîté avec rires et sottises
absurdes. Cet état mental est donc fécond en con-
trastes. En général, le malade se livre à toutes sortes
d'actions sans but, qui ont souvent l'air d'être faites mali-
cieusement. L'élocution est pleine de phrases pompeuses
et vides, riche en termes d'argot ou, au contraire, avec
recherche de mots alambiqués.

Des états maniaques et mélancoliques peuvent également arriver ici par accès. Mais toujours, les idées délirantes, par leur absurdité, témoignent du fond de débilité mentale.

C'est surtout au cours de cette affection qu'on voit
apparaître un curieux syndrôme, dont Kahlbaum ([1]) vou-
lait faire une entité nosographique spéciale, la *catatonie*.
Ce qui frappe surtout dans cet état, c'est la tension extrême de la musculature, le malade restant dans la posi-
tion exacte, si bizarre qu'elle soit, où on le met, pendant
des heures entières. Il y a en même temps délire des
gestes, qui sont exagérés, dramatiques, mêlés de mouvements automatiques incessamment répétés, et verbigé-
ration, c'est-à-dire répétition de phrases toujours les
mêmes, comme stéréotypées. En dehors de cela, le mutisme est habituel. Le facies est complètement hébêté.

([1]) KAHLBAUM. *Die Catatonie oder das Spannungsirresein*, Berlin, 1874.

La marche, le plus souvent progressive, aboutit vite à la *démence complète*, avec gâtisme, escarres, cachexie progressive, et la *mort* est souvent hâtée par des complications vésico-rénales ou pulmonaires.

II

PARALYSIE GÉNÉRALE

La paralysie générale est l'expression d'un double processus chronique caractérisé, cette fois, anatomiquement : la dégénération des cellules et tubes nerveux et l'inflammation du tissu conjonctif interstitiel. — On la considérait jusqu'à ces derniers temps comme une maladie de l'âge mûr, arrivant de 30 à 50 ans. Mais on sait aujourd'hui que l'apparition des premiers symptômes peut se faire de 12 à 15 ans, et, d'autre part, que l'affection peut se retrouver évoluant tout entière dans la première et seconde enfance. Il y a en effet à l'heure actuelle environ 75 cas connus de paralysie générale infantile. Beaucoup de ces cas, les plus anciens surtout, demanderaient, il est vrai, à être sévèrement contrôlés comme diagnostic (Joffroy).

La *forme juvénile* diffère peu de celle de l'adulte par ses signes physiques, car on y retrouve le tremblement des mains, avec irrégularités de l'écriture, le tremblement de la langue et des lèvres, avec hésitation et ânonnement de la parole, le grincement des dents, etc. On voit également des attaques apoplectiformes jalonner et comme exaspérer la démence. L'affaiblissement graduel de l'intelligence est, comme toujours, le phénomène capital :

défaut d'attention, troubles de la mémoire, du jugement, perte des sentiments affectifs, jusqu'à l'indifférence complète et l'aboulie, le tout entrecoupé de paroxysmes de fureurs non motivées. Mais il y a manque de ces conceptions délirantes à forme mélancolique ou expansive (idées de grandeur, de richesse, d'énormité), habituelles à l'adulte.

On signale des cas de plus en plus nombreux de paralysie générale *dans la première enfance*. Il s'agit d'enfants en apparence bien développés au point de vue physique et intellectuel, quelques-uns sont cependant des arriérés. Très jeunes, ils présentent déjà de l'éclampsie. Vers 2, 3, 4, ou 5 ans, apparaissent des convulsions en série, avec fièvre, et des ictus. On voit alors la modification psychique : l'apathie, avec fureurs intermittentes. La mort arrive au milieu du marasme, de 1 à 4 ans après le début.

Tous ces malades sont sinon des débiles, du moins des dégénérés. Ils sont tarés d'hérédité nerveuse, très souvent d'hérédité syphilitique (¹). Quelquefois même on retrouve la paralysie générale évoluant chez plusieurs membres de la famille.

La marche de cette affection semble être, en général, plus longue que celle de l'adulte (de 3 à 7 années).

(¹) On retrouve souvent chez eux des malformations physiques (Mossous, Art. Paralysie générale du Traité des maladies des Enfants).

V

DÉLIRES TOXIQUES

L'intoxication des centres nerveux peut se produire de bien des manières. Ou le poison — minéral ou organique, — arrive de l'extérieur, criminellement ou accidentellement, par usage professionnel (travail précoce dans les ateliers, usines), ou thérapeutique (*intoxications proprement dites*). — Ou il se forme dans l'organisme même, soit par fermentations gastro-intestinales, soit par insuffisance des voies éliminatrices à se débarrasser des matériaux de déchet (*auto-intoxications*). — Ou enfin, comme dans les états infectieux, ce sont des poisons bactériens qui se forment, expression du conflit entre l'organisme et le microbe envahisseur (*toxi-infections*).

Le résultat de l'imprégnation des centres nerveux est toujours très complexe (c'est pourquoi nous étudions ce chapitre en dernier). Une série de facteurs vont en effet entrer ici en jeu pour provoquer le trouble mental, lui donner sa forme, commander son évolution.

Le premier des facteurs qui intervient est la **nature du toxique**, et l'on peut croire, *a priori*, que les variétés étiologiques engendreront une symptomatologie spéciale. Il n'en est malheureusement rien : un très petit nombre de formes seulement peuvent être caractérisées par leur origine causale.

Ainsi, les délires de la plupart des infections (*fièvre typhoïde, grippe, scarlatine, rhumatisme aigu, diphtérie*) (¹), se ressemblent. Rien de spécial à chacune d'elles. En pleine maladie, on voit surtout la confusion mentale soit stuporeuse soit accompagnée d'hallucinations multiples, la manie congestive mise à part. Et, dans les périodes de convalescence, ce sont les états asthéniques ou, plus rarement des idées délirantes proprement dites, qui prédominent. Citons en passant la fréquence des phénomènes de dépression qui suivent l'atteinte d'une infection extrêmement fréquente aujourd'hui dans nos régions, la grippe (²).

Pour quelques aliénistes contemporains (³), si tous les délires toxi-infectieux et auto-toxiques ont pour formule clinique la confusion mentale, cette confusion mentale traduirait elle même un *délire onirique*, c'est-à-dire analogue au rêve. Cet état de subconscience serait à rapprocher du somnambulisme, et serait curable par les mêmes procédés de suggestion.

Mais encore une fois, aucun symptôme psychique ne peut être relevé qui soit spécial à une infection déterminée. Faisons exception pour une amnésie particulière à la fièvre typhoïde, encore semble-t-il bien qu'on retrouve exactement la semblable dans la grippe.

(¹) Kühn. Troubles mentaux post-diphtéritiques, *Centralblatt für Nervenheilkunde*, nov. 1897.

(²) Kalischer vient de publier une observation d'excitation maniaque alternant avec des phénomènes de stupeur consécutivement à la grippe, chez une fillette de 2 ans. (*Arch. f. psychiatrie*, 1896).

(³) Régis. Note sur les délires d'auto-intoxication et d'infection, *Presse Méd.* 3 août 1898. — Séglas, Auto-intoxication et délire, *Presse méd.*, 31 déc. 1898.

Nous pouvons dire la même chose des auto-intoxications, dont les types sont l'*albuminurie* et l'*urémie*. — On peut y voir apparaître un délire, analogue à celui des états infectieux, et même probablement provoqué par un état surajouté, — ou des délires chroniques semblables de tous points à ceux des dégénérés.

Une différenciation réelle ne peut se trouver que dans quelques intoxications aigues produites par des toxiques exogènes proprement dits : alors, les hallucinations tiennent, en général, le premier rang. Si celles-ci semblent manquer dans l'*empoisonnement par l'acide salycilique*, où les phénomènes d'ébriété tiennent le premier plan, elles sont, en revanche, des plus intenses dans le délire produit par l'*iodoforme* (à la suite de pansements), et surtout par les *solanées vireuses* (ingestion accidentelle de fruits de belladonne). Le délire est alors violent, avec hallucinations prédominantes de la vue. — On remarque tous les jours que les inhalations d'*éther*, employées chez les enfants pour l'hypnose chirurgicale, donnent une ivresse gaie, et celles de *chloroforme*, une ivresse triste et silencieuse. — Mais le mieux différencié de tous ces poisons est l'*alcool*, et c'est lui qui peut servir de type de description pour toutes les folies toxiques (¹).

ALCOOLISME

C'est surtout à propos de l'alcool que l'on peut étudier les autre facteurs essentiels dans les folies toxiques : en premier lieu la **quantité du poison.**—

(¹) Dans certains pays (Prusse, Angleterre...) l'intoxication par l'*éther*, assez comparable à celle par l'alcool, fait aussi, parmi les enfants, des ravages considérables.

C'est un fait banal, et cependant peu connu, que c'est d'une manière générale, *la quantité du poison par rapport à l'âge* qui doit avoir la plus grande importance quand il s'agit d'enfants. Prenons l'alcool pour exemple. Bien des parents, des médecins même, croient indifférent de donner à des enfants la moitié, par exemple, de la dose qu'ils absorbent eux-mêmes. Or, les recherches expérimentales de MM. Joffroy et Serveaux ont montré que la dose d'alcool, dite hygiénique, est, par jour, de 1 centimètre cube par kilogramme. Ainsi un individu pesant 80 kilogrammes, par exemple, pourra absorber sans crainte 80 centimètres cubes. Mais pour un enfant de quatre ans, pesant 20 kilogrammes par exemple, la moitié de la dose précitée d'alcool représentera encore le double de ce qu'il faudrait. De là le trouble. On le voit, c'est la quantité de poison qui agit le plus ici, indépendamment d'ailleurs de sa *qualité* (Joffroy) (1).

Dans tous les troubles mentaux toxiques ou toxi-infectieux, quels qu'ils soient, un autre facteur : le **terrain** joue un rôle considérable. Cette importance de la prédisposition individuelle du sujet n'est nulle part plus visible que dans l'alcoolisme. Les enfants sont particulièrement prédisposés, qui héritent de tares névropathiques, quelles qu'elles soient. Mais on ne voit pas seulement l'hérédité vague : souvent — dans la moitié

---

(1) Pr. JOFFROY. *Leçons cliniques* faites à l'asile Sainte-Anne (année 1897). — *Gazette des Hôpitaux*, 26 fév. 1895. — *Arch. de méd. Expérim.* 1er janv. 1896. — *Gaz. Hebdom. de méd. et de chir.*, 22 novembre 1896. — *Revue scientifique*, 1897.

des cas (Krükenberg) — on retrouve chez les ascendants la même prédisposition à la boisson. Cette tendance similaire se manifeste souvent alors au moment de la puberté. — D'autre part, les surmenés, les débilités, les convalescents sont également prédisposés.

Enfin, quand il s'agit d'alcoolisme, une cause occasionnelle importante intervient : l'*éducation*. Les jours de fête, des familles entières d'ouvriers ne s'attablent-elles pas chez les marchands de vins? C'est par groupes que des apprentis de douze, treize ans vont au cabaret [1]. Les jeunes garçons marchands de vin sont effroyablement exposés.

FORMES CLINIQUES. — Les ravages de l'alcoolisme n'attendent même pas la première enfance. On a pu retrouver, *chez le nourisson*, des traces des habitudes alcooliques de la nourrice. Ces faits sont même plus répandus qu'on ne croit; une légende voulant que l'alcool favorise l'allaitement. On ne tarde pas à voir, dans ces cas, des convulsions qui peuvent devenir subintrantes [2].

Chez les enfants plus âgés, l'alcool se manifeste tout d'abord par l'*ivresse*, qui arrive très facilement, mais

---

[1] P. MOREAU DE TOURS. *Ann. Méd. Psychol.* mai-juin 1895. — « Ces enfants sont élevés dans la tyrannie du café qui est devenu le pivot autour duquel tournent les rouages de nos institutions. Ils voient que rien ne se fait sans l'intervention du marchand de vin. Si leur papa est commerçant, ils constatent que pour traiter une affaire, il offre un verre à son client. Leur père est-il ouvrier, les enfants savent d'avance que, le jour de la paye, il ira s'attabler avec ses camarades autour de la bouteille. A force de voir de pareils exemples, ils finissent par considérer ces habitudes comme des obligations, et ils se mettent à boire à leur tour. » (VALLIN. *Rev. Hyg. et Police Sanit*, oct. 1897). — RODIET, Th., Paris, 1897.

[2] TOULOUSE. *Gaz. des Hopit.* 25 août 1891.

devient de moins en moins nette à mesure que l'enfant s'habitue. L'enfant babille à tort et à travers, titube s'il est debout, ou s'endort à table.

Une autre forme, la *dipsomanie*, est toute différente : c'est une impulsion à boire qu'on retrouve, au même titre que d'autres impulsions, chez des dégénérés, particulièrement des jeunes filles au moment de leur puberté.

Enfin, il y a l'*intoxication alcoolique chronique*, infiniment moins fréquente que chez l'adulte, mais où se montrent les mêmes symptômes organiques et mentaux (cauchemars nocturnes, délires subaigus de persécution et de mélancolie avec prédominance des hallucinations terrifiantes, visuelles surtout) etc.

PELLAGRE

Dans l'intoxication chronique par la pellagre, qui provient de l'emploi prolongé du maïs, comme on le voit surtout dans la Haute-Italie, les enfants comme les adultes présentent des troubles mentaux mélancoliques, de préférence à tous autres (1).

---

(1) Il n'est pas rare, paraît-il, de trouver ces malades noyés, la face enfouie dans une mare d'eau où il semblerait impossible d'abord qu'on puisse se donner la mort. Cette particularité est sans doute la résultante d'hallucinations visuelles.

QUATRIEME PARTIE

MÉDECINE LÉGALE

Les anomalies psychiques de l'enfant présentent un grand intérêt médico-légal. Mais avant de les étudier à ce point de vue, quelques mots d'abord sont nécessaires sur la responsabilité générale de l'enfant à l'état ordinaire. Abordant ensuite les applications journalières en justice, nous rechercherons : 1º dans les crimes et délits des enfants ; 2º dans leurs témoignages, la marque maladive possible. — En aucun cas, l'enfant, sur ces points, n'est assimilable à l'adulte. Et ce n'est pas seulement, comme on pourait le croire, une simple différence d'infériorité psychique quantitative. L'enfant est, en réalité, de par ses facultés intellectuelles, volontaires et effectives, d'une essence autre.

I

RESPONSABILITÉ DES ENFANTS

Chez le jeune enfant, aucune question de responsabilité ne se pose. Elle est nulle. Il s'agit dès lors de fixer à quelle période exacte cette responsabilité commence à paraître légalement.

Or, il y a ici toute une période de transition où elle diffère, suivant qu'il s'agit du civil ou du criminel.

La *loi civile* française ne reconnaît pas avant l'âge de vingt et un ans la pleine capacité civile : ainsi la faculté de tester ou de faire donation n'est accordée à l'enfant qu'avec de grandes restrictions ([1]). — D'autre part, la *loi criminelle*, supposant que la connaissance du bien et du mal s'acquiert plus tôt qu'en matière civile, fixe à seize ans la responsabilité criminelle ([2]). Au-dessous, il y a présomption de non-culpabilité. Il est vrai que la culpabilité peut toujours être démontrée, aucun âge n'est donc une excuse légale ([3]). — Enfin, le témoignage n'a sa pleine valeur qu'à 15 ans : au-dessous, de cet âge, l'enfant témoigne, mais sans prêter serment, à titre de simple renseignement ([4]). — L'élément qui intervient ici est le *manque de discernement* : l'enfant ignore, le plus souvent, quelles seront les conséquences, même les plus immédiates, de son acte. Il peut savoir qu'il fait mal, d'une manière générale, il ne sait pas toujours quelle quantité de mal il fait. Et il y a le plus souvent disproportion, énorme quelquefois, entre le motif qui détermine, et

---

([1]) Art. 903-904 du Code civil.

([2]) Certains criminalistes voudraient que cette limite fût reculée à 18 ans : LASSERRE. L'enfant devant la justice répressive, 1891. — Différents congrès d'Anthropologie criminelle.

([3]) Art. 66-67 du Code pénal. — Voir BRAULT, Le mineur de 16 ans dans la loi pénale, thèse Droit, 1896.

([4]) Art. 79 du Code d'instruction criminelle. — Voir RASSIER, Valeur du témoignage des enfants en justice.

l'effet qui résultera. C'est d'après ce facteur que le juge apprécie (¹).

Bien entendu, le juge doit aussi tenir compte d'une série d'autres moments qui ont pu influer directement sur l'acte. C'est d'abord l'*idiosyncrasie,,* la nature propre de l'enfant qui importe, surtout lorsqu'elle est marquée au coin de la dégénérescence (²). Quelques enfants, nous le savons, se familiarisent vite avec l'idée de mentir ou de nuire à autrui. Le plus souvent irritables, violents et peu intelligents, ils sont réfractaires à tout sentiment honnête, inaccessibles à tout conseil, à toute menace de châtiment. Ils ne vont pas toujours jusqu'à être les « fous moraux » typiques que nous avons décrits. Ils n'en alarment pas moins la société, car, malgré leur jeune âge, l'occasion les rendra très dangereux. — Cette catégorie d'enfants confirme tout à fait la théorie de Lombroso sur le délinquant-né. Cependant l'École Italienne n'a pas encore établi rigoureusement qu'il existât des signes physiques communs à tous les dégénérés criminels. D'ici là, on peut donc encore espérer que l'éducation et l'instruction devront, même chez ces sujets, amener quelque amélioration.

L'*éducation* et l'*instruction* sont en effet des facteurs dont il faut aussi tenir grand compte. Ou l'enfant a eu l'esprit exercé et le jugement formé de très bonne heure, ou il est resté dans une grossière ignorance, avec des notions indécises sur le juste et l'injuste (enfants moralement abandonnés). La morale de l'enfant, comme nous

---

(¹) PUYBARAUD. *Revue Pénitentiaire*, 1893.
(²) FÉRÉ, *Dégénérescence et criminalité*. Paris, 1888. — MAGNAN, *Enfance des criminels*, etc., Congrès d'Anthropologie criminelle, 1889.

l'avons vu, n'est, à l'origine, que l'ensemble des appréciations formulées devant lui par ses maîtres ou ses parents ; on pense ce que cette morale peut être, quand c'est sa propre famille qui lui met sous les yeux les exemples les plus détestables ! « Quand on voit de près les enfants des prisons ou maisons correctionnelles, on retrouve moins la forfanterie et le cynisme que la faiblesse de caractère, l'abandon moral (Fouillée) (¹) ».

Nous allons passer en revue certains des crimes ou délits les plus fréquemment reprochés aux enfants, en y cherchant à quels signes on pourra reconnaître, quand ils existent, les troubles pathologiques, qu'il faudra alors traiter comme tels.

Une série de ces troubles relèveront nettement de l'aliénation mentale, par exemple les impulsions chez des épileptiques ou des hystériques, que ce soit au cours ou en dehors des accès (²), ou encore les impulsions de dégénérés, caractérisés, nous le savons, par leurs symptômes d'irrésistibilité, avec angoisse et sensation de soulagement consécutif.

Mais d'autres de ces troubles seront des tendances perverses, d'une appréciation, cette fois, très délicate : car le juge pourra souvent y voir de simples vices, alors que ce seront, en réalité, des expressions d'une dégénérescence mentale maladive, qu'exaspère souvent aussi l'influence de la puberté.

(¹) Fouillée. L'Enfance criminelle, *Revue des Deux-Mondes,* 15 juin 1897.

(²) Cette différence est importante à établir, ces enfants ayant quelque responsabilité pour les actes de violence commis en dehors des attaques (Grancher).

II

LES ENFANTS COUPABLES

Les crimes et délits des enfants préoccupent l'opinion depuis très longtemps. On soutient, il est vrai, que les enfants sont naturellement bons, même sans l'éducation, et que ce serait déjà un signe de leur honnêteté de n'être pas contaminés par les nuisibles influences ambiantes. Si l'on s'occupe tant des enfants criminels, dit-on, c'est que ce sont forcément eux qui attirent le plus l'attention publique.

En réalité, nous avons vu, en étudiant les inclinations naturelles des enfants, qu'on trouve souvent chez eux la perversion, la cruauté les plus grandes. Le « Cet âge est sans pitié » de Lafontaine est toujours vrai. Quand ils s'abstiennent de mal faire, c'est souvent qu'ils craignent non pas l'acte, mais les conséquences de l'acte : par exemple d'être découverts, malgré leurs précautions, et d'être punis, ou bien la peur — non l'amour — du Bon Dieu, quand ils ont été instruits religieusement.

Les causes extrinsèques (éducation, imitation...) (¹) jouent, en tous cas, un rôle important, car la criminalité a, depuis quelques années, augmenté dans de très grandes proportions. Dans le compte-rendu de 1880, on voit que le chiffre des prévenus de 16 à 21 ans, passe de 5 900 à 24 000 pour les garçons et de 1 000 à 2 800 pour les filles,

---

(¹) L'histoire de toutes les émeutes sanglantes montre la criminalité énorme des enfants, par imitation de celle des adultes.

et voici ce qu'on trouve pour ceux de moins de 16 ans, en deux années seulement : une augmentation de 4 200 à 6 300 pour les garçons, de 659 à 1 000 pour les filles. Les statistiques quinquennales les plus récentes (1891-1895) montrent cependant une diminution de 6 °/₀ sur les chiffres de 1887-1890.

Les statistiques de Tourdes (¹) nous éclairent sur la nature de ces délits : les 9/10 des attentats ont lieu contre les propriétés, 1/10 seulement contre les personnes. Par ordre de fréquence, il faut citer : vols simples (60 °/₀), vagabondage (20 °/₀), mendicité (10 °/₀), vols qualifiés (5 °/₀), attentats aux mœurs et incendies (2 °/₀ chacun).

Voyons maintenant, parmi ces délits ou crimes, ceux qui portent plus particulièrement la marque pathologique.

Vagabonds. — Jusqu'à ces derniers temps, on n'envisageait guère du vagabondage que ses causes économiques et sociales (éducation vicieuse, paresse, perversité, habitude acquise du maraudage), en se bornant aux particularités externes, pour ainsi dire, du délit. Pitres (²) a fait définitivement entrer le vagabondage parmi les affections pathologiques.

Il y a d'abord les *délirants proprement dits*, qui fuient sous l'influence d'hallucinations terrifiantes, ou par suite d'idées délirantes, de persécution par exemple.

Mais il est d'autres vagabonds plus embarrassants, parce qu'ils sont placés sur les confins de l'aliénation mentale.

Ce sont d'abord les *débiles*, qui, par suite de leur ins-

(¹) Tourdes. Strasbourg, 1859.
(²) Pitres. Leçons Cliniques sur l'hystérie, Bordeaux, 1890. — Congrès des Aliénistes et Neurologistes, Bordeaux, 1895.

tabilité de volonté ne peuvent rester en place. Ils sont d'une observation assez fréquente. Tantôt ils errent à l'aventure, avec d'autres gamins, tantôt ils tentent de réaliser des projets de voyage qui ont séduit leur imagination, ou ils éprouvent tout simplement le besoin d'être en liberté (¹). De jeunes ouvriers quittent ainsi continuellement leur atelier, « trimardeurs » d'abord, que l'occasion transformera en bandits. Beaucoup vont grossir les rangs des voyous des grandes villes (*ruffians* d'Angleterre, *larrikins* d'Australie, *hoodlums* d'Amérique).

Dans les névroses surviennent d'autres modalités du vagabondage, mieux dénommées des FUGUES.

Mentionnons seulement les *neurasthéniques* voyageurs, qui sont des adultes.

La fugue des *épileptiques*, qui est l'équivalent d'une crise, est caractérisée par sa soudaineté, l'inconscience absolue du malade, qui agit en véritable automate, et les actes violents qui l'accompagnent généralement. C'est une variété du délire impulsif décrit plus haut. Chez le même malade, d'autres fugues peuvent cependant s'accomplir silencieusement. Comme dans les autres accidents comitiaux, le facies est pâle, presque toujours hébété. — L'accès est généralement court : au retour de la conscience, la perte du souvenir, comme toujours, en est complète.

La fugue des *hystériques* est peut-être la plus commune. Ce n'est qu'un accès de somnambulisme où les mouvements qui prédominent sont ceux de la progression en

---

(¹) Sollier. Guide pratique des maladies mentales, Paris, 1893.

avant. La fugue est ici, non plus inconsciente, mais subconsciente. En effet, il y a, caractère essentiel, une certaine coordination dans les actes : le malade marche, sous l'influence d'une idée directrice dont il est l'esclave, aucune image antagoniste n'intervenant, pour y mettre opposition. Souvent, il s'agit simplement d'actes exécutés précédemment à l'état de veille, et dont le malade se préoccupait par trop. La fugue serait même celle dont l'idée s'est implantée dans l'esprit à l'instant même où s'est produit le déclanchement cérébral correspondant au début de l'accès. Enfin, au réveil, le souvenir ne persiste pas, quoique l'amnésie n'atteigne pas le degré qu'elle a dans l'épilepsie. — En tous cas, il y a faculté de ressusciter les mêmes scènes quand l'état de somnambulisme est, cette fois, provoqué.

On voit quelle est l'importance de l'examen approfondi du sujet inculpé de vagabondage. Le Code pénal désigne comme vagabond « tout individu qui n'a ni domicile certain, ni moyen de subsistance et qui n'exerce habituellement ni métier, ni profession » (art. 270). Il expose ainsi à des corrections nombre d'enfants dont la responsabilité est nulle. Au contraire, la loi Belge de 1891, appuyée sur les doctrines pénitentiaires actuelles, prescrit une enquête soigneuse du juge de paix, qui doit se renseigner sur l'inculpé auprès de l'autorité judiciaire de son dernier lieu de résidence.

Incendiaires. — Les enfants incendiaires sont étudiés depuis longtemps au point de vue médico-légal. On retrouve fréquemment sous cette inculpation les jeunes dégénérés (*idiots*, *imbéciles*, ou simplement *débiles*) qui agissent alors : ou sans savoir pourquoi — ou pour le seul plaisir de voir flamber — ou souvent pour un motif réel, mais futile, et tout à fait disproportionné avec les conséquences de l'acte. Que dans les campagnes arrivent coup sur coup plusieurs incendies, de préférence les soirs de dimanche ou de jours de fête : on est presque sûr de trouver le coupable parmi les jeunes « innocents » du pays. — L'influence de la puberté se retrouve ici très fréquemment signalée (Ostlander, Henke, Marandon de Montyel) (¹).

Distincte de ces tendances perverses, est l'impulsion réelle à mettre le feu, ou *pyromanie*. Cette forme est plus rare que la précédente. C'est surtout à l'âge de la puberté que l'on voit des dégénérés pris de ce besoin, irrésistible et sans motif, de mettre le feu, n'importe où, fût-ce à leur propre maison. Généralement, il y a en même temps d'autres impulsions, à contenu différent, et un état habituel de tristesse et d'irritabilité. L'incendie consommé, ces malades, fait curieux, sont les premiers à le combattre. Quelquefois ils avouent, et d'autres fois ils mentent, contre toute évidence. — Le diagnostic de l'inpulsion se fera par les phénomènes d'angoisse, puis de détente, caractéristiques.

Voleurs. — Tous les genres de dégénérés se retrouvent ici. D'abord les *idiots* et les *imbéciles*, qui commettent très facilement des vols, attirés qu'ils sont surtout par des objets de clinquant et de fort volume, quelque peu de valeur qu'ils aient. Ils y mettent quelquefois une habileté inattendue.

(¹) MARANDON DE MONTYEL. Diagnostic médico-légal de la pyromanie. *Archiv. de Neurol.*, janvier 1887.

Très fréquente aussi, l'impulsion proprement dite, ou *kleptomanie*. Il n'y a aucun mobile : l'enfant s'approprie l'objet qui lui tombe sous la main, lors même qu'il lui serait tout à fait inutile. — Quelquefois la difficulté du vol étant pour le kleptomane un attrait de plus, il emploie des procédés très ingénieux pour y arriver. On peut croire alors à une préméditation qui n'existe pas, ou moins dans le sens habituel du mot. — L'influence de la puberté est ici tout à fait manifeste. De plus, on aurait parfois, chose curieuse, retrouvé l'hérédité similaire : il s'agit le plus souvent, sans doute, de la transmission d'une éducation généralement vicieuse, sur laquelle éclôt l'impulsion.

Chez les petites filles *hystériques*, on voit également le vol. Mais il a alors tous les caractères de la perversion morale.

Chez les *épileptiques*, le vol arrive au même titre que les autres impulsions. Comme celle-ci, il est brusque, inopiné, non motivé.

Homicides. — Les attentats contre les personnes sont relativement fréquents chez les enfants aliénés. Ils peuvent les commettre à la suite d'un raisonnement délirant : *mystiques* qui pensent se rendre ainsi agréables à Dieu, *persécutés* qui se vengent de leurs ennemis. Quelquefois aussi, c'est sous l'influence d'hallucinations, leur dictant des ordres en proportion du délire. Mais le fait est rare.

Plus souvent, le crime est inconscient, et cela pour d'autres raisons : en *état d'ivresse* ou dans un *accès de colère* aveugle provoqué par une discussion, l'enfant peut se jeter sur son contradicteur, s'il est plus faible, et le tuer. Le malade en proie à une *agitation maniaque fu-*

rieuse, peut se précipiter sur ceux qui l'approchent, et les frapper, les piétiner, les étrangler. — Mais c'est surtout dans la *manie épileptique* que l'homicide se produit, sans motifs, d'une manière instantanée. L'acharnement sur la victime — en général la première personne à portée — est ici caractéristique.

Passons à ce qu'on a appelé, quoique improprement, la folie-homicide.

Les *idiots* peuvent tuer quelquefois par imitation. Mais il s'agit plutôt, chez eux, de meurtres d'animaux. — Le meurtre est plus fréquent chez les *imbéciles*. C'est ordinairement le viol qui les pousse. C'est ensuite, que pour en faire disparaître les traces, ils n'hésitent pas à supprimer les victimes elles-mêmes. Assez souvent aussi, ils leur arrachent les organes génitaux.

Chez les enfants simplement *dégénérés*, le meurtre peut se produire dans deux conditions : 1° au cours d'*accès de fureur*, si violents, si brusques, si instantanés, qu'on a pu y voir des formes larvées de l'épilepsie : c'est ce qu'on nomme aujourd'hui folie transitoire ou impulsive ; 2° Sous la forme d'une véritable *monomanie homicide* (Esquirol), caractérisée, comme unique symptôme, par une obsession ou une impulsion, plus ou moins violentes, comme celles habituelles aux dégénérés ([1]). Il n'y a pas non plus ici d'altération appréciable de l'intelligence ni des autres facultés psychiques. Ce n'est d'abord qu'une simple tentation, à laquelle l'enfant résiste. Il s'en épouvante cependant, l'avoue parfois et en vient à demander pro-

---

[1] P. MOREAU DE TOURS. De l'homicide commis par les enfants, 1882. — DRILLE. L'enfant criminel. *Revue philosophique*, 1888. — P. MOREAU DE TOURS, *Annales d'hygiène*, 1891.

tection contre lui-même, quand il sent l'obsession devenir trop envahissante. Car le développement n'en a lieu
que graduellement. Si, malgré tout, l'enfant succombe,
il est le premier à l'avouer, et fait preuve de remords.
Il raconte les phénomènes d'angoisse caractéristiques.
Il est satisfait, en même temps, de la sensation de
soulagement qui se retrouve ici comme dans les autres
formes d'impulsions.

Il est quelquefois très malaisé, même chez l'adulte,
de dépister cette monomanie, d'autant qu'il peut y avoir
toutes les transitions, des instincts simplement pervers
à l'impulsion véritable. Mais, chez l'enfant, la difficulté
est encore plus grande, car la plupart des symptômes
énumérés plus haut peuvent rester frustes et indécis.

Examen médico-légal et Diagnostic. — Quoi qu'il
en soit, pour faire, dans tous ces cas de crimes et délits,
le diagnostic des impulsions véritables, on examinera
soigneusement : 1° les circonstances mêmes de l'acte ;
2° les antécédents personnels (retrouve-t-on dans le
passé de l'enfant des marques d'excitabilité, de mobilité
extrême d'humeur, d'accès de fureur ?) ; 3° les stigmates
physiques, possibles de dégénérescence ; 4° les antécédents héréditaires. — Telle doit être, à notre sens, la
marche rationnelle de l'expertise.

III

LES ENFANTS TÉMOINS

La question des enfants témoins, inséparable de celle
des enfants coupables, a, en justice et même dans la vie

ordinaire, les plus fréquentes applications, les plus graves conséquences aussi. Elle est naturellement liée à celle-ci : les enfants sont-ils ordinairement sincères ou non ? Ensuite : y a-t-il lieu, dans ce dernier cas, d'invoquer parfois des causes pathologiques ?

Les auteurs émettent les opinions les plus contradictoires. On sait que pour Montaigne les enfants étaient « naturellement menteurs et entêtés ». En revanche, la plupart des éducateurs sont optimistes : Les enfants peuvent être d'excellents témoins (Herder). Leur assurance dans les réponses est le meilleur gage de leur sincérité (Soden) (¹).

Pour s'entendre, il est nécessaire d'aller plus au fond des choses.

On peut, en effet, retirer de grands avantages du témoignage des enfants. Ce sont d'exellents observateurs, rien ne leur échappe, même des faits qu'ils ne peuvent comprendre. D'autre part, au moment où ils se remémorent, ils parlent généralement sans passion, sans motifs intéressés. Appelés à se prononcer, ils ne mettent aucune considération en balance, précisément à cause de leur manque de discernement. Enfin, on trouve chez la plupart un certain sentiment de la justice, qu'ils ressentent d'ailleurs très inégalement : voir quelqu'un traité contrairement au rudiment de morale qu'ils possèdent, est chose pénible pour beaucoup d'entre eux.

D'où vient cependant que la Loi, nous l'avons dit, refuse aux enfants la qualité de témoins ? C'est qu'ils ont, par nature, des défauts particuliers qui entachent

---

(¹) SODEN. *Geist der peinlichen Gesetzgebung.*

leur dire. Ce sont ou des erreurs, involontaires, ou bien des mensonges, volontaires.

1. **L'Erreur.** — Les causes d'erreur, comme nous l'avons vu aux troubles du jugement et du raisonnement, sont très nombreuses. Bien des prétendus mensonges sont commis, en réalité de très bonne foi. C'est qu'en effet, dans l'enfance, l'appréciation de tous les faits est faussée, et que l'imagination les déforme encore. La suggestibilité de l'enfant fait, de plus, qu'il obéit aux impressions de l'entourage qu'il fait siennes, et qu'il s'obstine dans son erreur, même si on la lui montre (¹). Enfin il prend ses partis comme d'inspiration, par son besoin impétueux d'agir vite. — Mais ces causes d'erreur mises à part, il faudrait encore tenir compte de la conception que se forme du monde et des choses l'enfant qu'on interroge, quel est, par exemple, son idéal, en vertu des exemples qu'on lui a enseignés (²).

2. **Le mensonge simple.** — Ici, il y a, avec conscience de l'acte, assertion faite dans le but bien précis de tromper. Le cas est fréquent. Bien des gens s'aveuglent encore à ce sujet. Dans les familles, l'enfant ne représente-t-il pas la vérité, la candeur même ? On ne tarit pas d'éloges à son endroit. Et cependant dans bien des cas — dans tous, affirme Bourdin (³), — la réalité

(¹) Un exemple, fréquent en pratique : la mère suggérant à sa fille, par ses questions et ses menaces, le récit d'un attentat qui n'a jamais existé que dans sa propre imagination, l'enfant en arrive à se figurer, inconsciemment, que le fait est vrai. (Lire le récit d'Astley Cooper, cité par Thoinot. Attentats aux mœurs et perversions du sens génital, Paris, 1898).

(²) Karl Gerock. *Illusionen und Ideal*, Stuttgart, 1886. — Gross, *Criminal Psychologie*, Graetz, 1898.

(³) Bourdin. *Annales médico psychologiques*, janvier 1883.

est tout autre : le mensonge atteint dès l'enfance son plein développement, car il a « débuté avec les premières lueurs de l'intelligence pour s'éteindre qu'avec elle ». — Voyons-en les causes.

Il peut d'abord n'être *qu'un badinage*. La plupart des enfants sont malicieux, beaucoup aiment exciter l'intérêt, jouer tel ou tel personnage qu'ils connaissent, dont ils ont lu les exploits. Qu'un auditoire les écoute, ils grandissent alors dans leur propre estime, et rien ne les fera plus avouer les tartarinades du premier jour. Peu importent les invraisemblances ! Une fois la formule trouvée, ils la répéteront invariablement. C'est même ce qui fera souvent croire qu'ils récitent une leçon apprise (Brouardel) ([1]).

Mais voici pire : le mensonge peut être *mis au service des passions*, colère, haine, jalousie, vengeance, comme chez l'adulte. Il semble même que l'enfant s'y complaise (Bourdin). La vanité, surtout la vanité féminine, est un actif stimulant. L'intérêt, la cupidité doivent être invoqués, dans d'autres cas. On connait enfin la puissante influence de la gourmandise. — D'autres fois, foncièrement vicieux et sentant son impuissance physique, l'enfant préfèrera recourir à la ruse plutôt que d'entamer le combat à armes inégales. — Enfin, pour des cas où le mensonge n'a aucun motif explicable, on est bien forcé de le rattacher à une véritable *perversion instinctive*, dépendant ou non de la folie morale.

3. **La simulation.** — Avec la simulation, nous avons

([1]) BROUARDEL. Société de Médecine légale, 1884. — STANLEY HALL. *Revue Philosophique*, 1890. — J. SULLY, *Revue Bleue*, 12 février, 1898.

affaire à un mensonge complexe, commis délibérément, et véritablement actif en ce sens qu'il n'est plus seulement une arme de défense, mais une arme d'attaque.

Une de ses formes les mieux étudiées est la *simulation de maladies* devant le médecin. La difficulté, pour celui-ci, est quelquefois très grande : car l'entourage est crédule, et la mère, elle surtout, n'admettra jamais la simulation de son enfant. Aussi convient-il tout d'abord, pour le médecin, de « soigner l'entourage » (Lasègue).

Les formes cliniques sont variées. Il y a le *simulateur vulgaire*, l'écolier qui feint le mal de tête, pour se dérober à sa leçon. Mais le simulacre est ici grossier, maladroit, il cesse avec l'obtention du but désiré. — Que l'enfant mette dans sa fraude une astuce plus corsée, il atteint au *vrai simulateur*. Telle la fillette, d'aspect intelligent et éveillé, qui expose son mal (paralysie, attaque convulsive, cécité...) avec une aisance surprenante, une fois faite la « mise en train » (¹) et qui revient avec insistance sur les moindres détails, toujours les mêmes d'ailleurs. Ce n'est pas toujours une hystérique, ce peut être une nerveuse, au sens le plus large du mot (Dufestel) (²). On retrouvera aisément chez elle l'hérédité névropathique, quelquefois aussi, une éducation trop relâchée. — Mais c'est le *simulateur hystérique* qui occupe le sommet de cette échelle morbide, par sa ruse extraordinaire. Le fait est d'autant plus à noter qu'il n'y a souvent pas d'autres signes concomitants de la

---

(¹) MOTET. *Annales d'hygiène et de médecine légale*, 1887.
(²) DUFESTEL Th. Paris, 1887-1888. — *Journ. de Clinique et de Thérapeutique infantiles*, 1897. — CHARUEL Th. Paris, 1893.

névrose. Les enfants de ce genre sont des simulateurs-
nés, chez lesquels le mensonge est véritablement élevé
à la hauteur de la vérité. Ils mentent pour rien, pour le
plaisir. Évidemment, leur vice pourra être modifié par des
circonstances extérieures, si surtout on a soin de donner
une éducation sévèrement appropriée. Mais le motif le
plus futile réveillera chez eux le besoin instinctif, au
service duquel ils mettront plus d'habileté, d'audace, de
ténacité que l'adulte le plus retors. Pourquoi ? C'est
que ces enfants veulent surtout « qu'on s'occupe d'eux,
qu'on les plaigne, qu'on s'intéresse à leurs petites comme
à leurs grandes misères ». Simuler une maladie, ne sera-ce
pas le plus sûr moyen de concentrer sur eux l'attention
de l'entourage ? Pour y arriver, ils mystifieront le médecin, sans hésitation. Si celui-ci se laisse prendre, il peut
être certain que leurs malades ne s'en tiendront pas là.
— Cette simulation à jet continu est tout à fait caractéristique de l'hystérie.

Les mensonges de l'enfant ne présentent aucun danger ;
d'habitude, il s'agit de choses insignifiantes. Ils peuvent,
par contre, devenir d'une gravité extrême, quands ils
sont commis *devant la justice*. Les magistrats — les jurés
surtout — seront enclins, en effet, à croire à la sincérité
du jeune accusateur. Nous venons de voir son habilété
parfois extraordinaire : son imagination, qu'on s'en sou-
vienne, lui suggèrera bien plus de choses qu'on ne
pourrait jamais lui en supposer. En pratique, dans la
plupart des cas il s'agit de tentatives de viol dont de
petites filles se prétendent victimes. De récentes erreurs
judiciaires (Père Bérard, en 1889, Jamet et Léger, en 1897)
montrent combien on aurait raison de se méfier toujours
de ces dépositions.

On s'explique facilement comment l'opinion est alors trompée :

« Rien de plus émouvant, dit M. Brouardel (¹), que le « récit d'un enfant, narrant alors tous les détails. La « naïveté du langage, la simplicité de la mise en scène, « accroissent l'intérêt, entraînent la confiance. L'en-« tourage se laisse gagner par une émotion qui va gran-« dissant toujours, se doublant de l'indignation et de « la pitié. Par un procédé dont il est facile de se rendre « compte, parents, amis, voisins, acceptent sans contrôle « le fait, vrai ou faux, ils y ajoutent incessamment de « nouveaux détails, constituant un ensemble bien plus « complet que le récit primitif. L'enfant s'en empare, se « l'assimile, le reproduit sans variante, et, devant le « magistrat, c'est avec une précision terrible qu'il « accuse... »

IV

LE SUICIDE DES ENFANTS

Statistique. — Comme les adultes, les enfants peuvent se donner la mort volontairement. Jadis, cependant, c'était là un fait exceptionnel (²). Mais la proportion, de-puis une cinquantaine d'années, augmente d'une manière remarquable, en même temps, d'ailleurs, que celle de la

---

(¹) BROUARDEL. Des causes d'erreur dans les expertises relatives aux attentats et aux mœurs. Paris, 1884.

(²) On lit cependant dans MONTAIGNE : « Nous avons plusieurs exemples en notre temps de ceulx, jusques aux enfants, qui, de crainte de quelque incommodité, se sont donné la mort » (Essais, I, XI).

criminalité (¹). Ainsi en 1881, on comptait 61 suicides de mineurs, et 309 de jeunes adultes. En 1895, les chiffres ont monté à 90 et 450 ; la proportion des suicidés âgés de moins de 10 ans, qui est de 5,6 pour la France, monte à 14,1 en Suisse, 13 en Russie, 12,6 en Autriche, 13 en Hongrie, 24 en Wurtemberg (tables de Morselli) (²).

La prédisposition des enfants reste cependant, on le voit par les chiffres précédents, plus faible que celle des jeunes gens et des adultes de tout âge. C'est qu'elle s'accroît avec le nombre des années. — D'autre part, il y a prédisposition du sexe féminin : les mineures ont fourni, en 1895, jusqu'à 40 % des suicides totaux à Paris. — Le suicide des enfants est plus fréquent dans les grandes villes que dans les campagnes. C'est que son chiffre s'élève avec la culture intellectuelle : il aurait augmenté considérablement avec les changements apportés dans l'organisation de l'enseignement public (Guillot) (³). Le surmenage intellectuel en serait la cause la plus fréquente (⁴).

Pour ce qui est du genre du suicide, on voit plus fréquemment la pendaison chez les garçons, la défenestration et l'immersion chez les filles.

Causes. — Les causes des suicides des enfants sont encore très mal connues. Les familles les ignorent elles-mêmes le plus souvent, et, en tous cas elles ne seraient que rarement disposées à les révéler aux agents de l'au-

---

(¹) Voir les tables statistiques, à la fin du volume.
(²) MORSELLI, il Suicidio, 1877.
(³) GUILLOT. *Paris qui souffre*, p. 252.
(⁴) BATEMAN, *the Alienist and neurologist*, Avr. 1897.

torité. Ce sera toujours là une imperfection inévitable de toute statistique des suicides.

On peut cependant essayer de dégager quelques-unes des causes vraisemblablement les plus fréquentes.

D'abord les causes délirantes. Le *délire mélancolique* est un des facteurs les plus puissants.

Nous avons vu plus haut quels sont les symptômes de la mélancolie. Mais il est le plus souvent impossible de connaître cliniquement l'étendue du délire et la nature des préoccupations. Le mélancolique simple qui raconte ce qu'il éprouve, peut encore être facilement surveillé. Mais le malade anxieux, affolé, qui veut se tuer pour échapper à un crime ou à des supplices imaginaires, pour se punir de n'avoir pas suffisamment aimé ses parents, fait ses devoirs, etc., déjoue en général toute surveillance. Le mélancolique délirant proprement dit est aussi, comme le précédent, à la merci d'un raptus hallucinatoire, qui le portera aussi bien à se jeter brusquement par la fenêtre, qu'à se servir de ce qu'il aura immédiatement sous la main. Aussi la moindre menace de se donner la mort devra-t-elle éveiller l'attention, dans ces cas. On se rappellera ce mot de Maudsley [1] : C'est par le suicide que se manifeste, de la manière la plus frappante, « l'hystérie » des enfants.

Il faut remarquer que chez les vrais *hystériques*, les idées de suicide ne sont le plus souvent que des menaces, destinées seulement à effrayer l'entourage, et en obtenir la satisfaction d'un caprice [2].

---

[1] MAUDSLEY. Physiologie et pathologie de l'esprit.
[2] Lire TAGUET, du Suicide dans l'Hystérie, *An. Méd.-Psych*, mai 1877 ; HUCHARD, Traité des Névroses. Paris, 1883. — M. PITRES pense,

Passons maintenant aux impulsions véritables, infiniment plus sérieuses. Il y a d'abord les *épileptiques*, chez qui, quand ils sont en pleine crise, le suicide peut apparaître comme les autres impulsions, homicide, etc.

Il faut aussi mettre à part les *impulsions des dégénérés*. Chez nombre d'enfants chargés de tares héréditaires, et surtout dans la famille desquels ont déjà eu lieu des suicides — le suicide peut apparaître, comme obsession ou comme impulsion — quelquefois aux mêmes âges et par les mêmes procédés d'exécution. Pour le susciter, il suffira alors d'un léger état de délire mélancolique. Ou même simplement d'une légère contrariété : un reproche, une mauvaise place en classe, ou seulement même la simple crainte de cette contrariété-là. Le suicide est, en particulier, assez fréquent « chez les jeunes filles à peu de jugement, qui regardent comme un malheur toute résistance à leurs caprices et n'en veulent faire qu'à leur tête » (¹).

De pareilles idées — même sans exécution — apparaissant à cet âge, sont toujours d'un très mauvais augure pour la vie mentale à venir.

Séméiologie. — Ce qui rend, d'ailleurs, le suicide particulièrement à craindre, dans l'enfance, ce sont les caractères particuliers qu'ils revêt, et qu'il doit à l'âge :

1° La détermination est instantanée. C'est encore comme un parti pris d'inspiration (surtout chez les dégénérés). — 2° Aucune réflexion, aucune critique ne permet qu'il

---

au contraire, que les hystériques sont bien plus sincères, dans leurs tentatives de suicide, qu'on ne le dit généralement. (*Leçons cliniques....*, II, 50).

(¹) BRIERRE DE BOISMONT. Du suicide et de la folie suicide, 1856.

s'établisse une lutte intérieure. — 3° L'exécution s'accomplit avec une énergie considérable, à cause du manque de juste estimation de la vie. On cite des exemples du sang-froid le plus remarquable (¹). — Signalons enfin l'importance, toute particulière chez l'enfant, de l'imitation et de la contagion : l'histoire rapporte plusieurs épidémies de ce genre.

Dans les suicides de toute une famille (**suicides collectifs**), ce sont presque toujours les enfants eux-mêmes qui demandent à disparaître, « par une adhésion singulièrement rapide au sinistre projet ». Il y a ici une communauté délirante analogue à ce que nous avons vu dans le délire à deux. Il y a même plus, car l'enfant se surexcite très vite à l'idée de mourir. Curieux d'un dénouement dramatique, et impatient d'y jouer un rôle qui le grandit à ses propres yeux, il finit par prendre les devants (P. Garnier) (²). — Toutes ces particularités offrent un grand intérêt médico-légal, lorsque se trouve discuté le degré de responsabilité pénale des parents, si par hasard ils en réchappent. Au moment de l'exécution, un rapide et inattendu acquiescement de l'enfant n'est-il pas venu apaiser les scrupules qu'ils avaient encore ? Le juge tiendra forcément compte de cette particularité pour l'application de la peine.

(¹) Max Durand-Fardel (Étude sur le suicide chez les enfants. *Ann. Méd. Psych.* 1885). — Beneke. Pragmatische Psychologie, Berlin, 1850.

(²) P. Garnier. Suicide collectif. *Méd. moderne*, 1897. — Le suicide chez l'enfant : affaire du marquis de Nayve. *Journ. de Clinique et de Thérapeutique enfantiles*, 1896.

Rappelons enfin, pour mémoire, les *suicides chevale-resques* des enfants. Le sacrifice héroïque de sa vie, à la guerre, par exemple, est naturellement d'un caractère tout différent (Brierre de Boismont, Durand-Far-del).

CINQUIÈME PARTIE

—

TRAITEMENT ET ASSISTANCE

I

PROPHYLAXIE

Le plus important des moyens prophylactiques, c'est-à-dire employés pour *prévenir* les troubles mentaux serait naturellement d'éviter l'hérédité. — C'est pourquoi on déconseillera toujours le mariage entre individus issus de parents aliénés, et on évitera en général autant que possible, les mariages consanguins. — D'autre part, la mère, pendant sa grossesse, prendra de multiples pécautions contre les coups, les chutes, de même aussi que les commotions morales. Les maladies fébriles, pendant cette période, devront surtout être soigneusement traitées.

L'enfant né, il faut *surveiller attentivement sa nutrition*, en lui graduant, à tous les âges, sa ration d'entretien et sa ration de croissance. Chez les enfants particulièrement vigoureux, les épileptiques, par exemple, on se trouvera bien d'une alimentation presque végétarienne. Chez les neurasthéniques et les psychasthéniques, les toniques, au contraire (huile de foie de morue phosphatée), seront indiqués, de même que les aliments riches en principes nutritifs (œufs, poisson, cervelle) (¹).

Dans l'un et l'autre des cas, on évitera les fermentations intestinales produites par des viandes faisandés, des sauces épicées, des poissons lourds, des légumes difficilements digestibles (comme les asperges, les choux, les haricots, etc.) — L'usage de l'alcool devra surtout être interdit.

Les moindres accidents nerveux seront combattus dès leur apparition. Mais, pour les prévenir plus sûrement, les enfants vivront, autant que possible, dans des pièces éloignées du bruit, analogue aux *nurserys* anglaises. On les maintiendra toujours loin de la vie fébrile des adultes, et, plus âgés, loin des excitations mondaines. Car il est toujours mauvais que les enfants « fassent salon ».

Jamais, devant eux, de spectacles dramatiques, de crises de larmes. — C'est pour cela que l'enfant dont un des parents, la mère surtout, est hystérique, doit, crainte de scènes émotionnantes continuelles, être éloigné à tout prix de ce milieu. Qu'il s'agisse d'un garçon ou d'une fille, il faudra recourir immédiatement à l'internat, au collège ou au pensionnat. Aussi les enfants hystériques sont-ils très nombreux dans la classe ouvrière, où cette mesure est impossible.

On aura soin aussi d'éviter, au moment de la « pre-

(¹) M. DE FLEURY. Le corps et l'âme de l'Enfant.

mière communion » tout ce qui pourrait exalter les *pratiques religieuses* (Gilles de la Tourette) (¹).

Où qu'elle se fasse, l'*éducation* devra être éloignée de tout excès de faiblesse ou de sévérité. On ne réprimandera pas à tort et à travers. « Une sévérité égale et sans caprice est seule capable d'assurer la synthèse des divers éléments du moi chez l'enfant » (G. Déga) (²).

On ne menacera à aucun moment les enfants de punitions mystérieuses (croquemitaines...) Plus tard, on évitera de leur donner à lire des œuvres de romanciers ou de dramaturges, qui donnent aux fictions un attrait dangereux, et excellent à développer ce qu'on nomme communément « la sensiblerie ». — C'est surtout chez les enfants peureux qu'on exclura, de plus, toutes les mesures coercitives qui pourraient provoquer la timidité. — Les enfants coléreux ne devront non plus jamais être rudoyés, et c'est surtout devant eux que les parents éviteront de céder eux-mêmes à des accès de mauvaise humeur.

Pour donner moins de prise au caprice, tous les détails de la vie doivent être réglés, et ponctuellement exécutés, une fois réglés. Ainsi l'enfant coléreux sachant que, quoi qu'il fasse, telle heure de la journée appellera telle heure d'exercice, ne se révoltera bientôt plus contre l'inévitable. On réglera entre autres choses, les *heures de sommeil*. De 5 à 8 ans, on accordera 11 heures ; de 8 à 12, 10 heures ; et 9, de 12 à 15 ans. Pour les enfants

---

(¹) Gilles de la Tourette. Leçon de Clinique thérapeutique sur les Maladies du système nerveux, Paris, 1898, p. 160.

(²) Dᵉˡˡᵉ G. Déga. Essai sur la cure préventive de l'hystérie féminine par l'éducation, th. Paris, 1898.

malingres et impressionnables, on pourrait accorder une demi-heure à une heure de sommeil après chaque repas (M. de Fleury) (¹). Nous serions plutôt disposés à admettre, avec M. Joffroy (²), que les enfants nerveux ne doivent jamais être réveillés : couchés de bonne heure, on doit les laisser dormir tout leur content.

Le *travail intellectuel* sera, par contre, toujours gradué, en même temps que varié. L'idéal serait d'individualiser l'enseignement et de le proportionner aux facultés et aux capacités intellectuelles de chaque enfant. On évitera toujours, en tous cas, le surmenage. Pour cela, la durée de chaque exercice scolaire n'excèdera pas une demi-heure à une heure ; la durée d'une classe : une heure à une heure et demie, pour les jeunes enfants, deux heures au plus, pour les adolescents. Les leçons apprises par cœur devraient être, à notre avis, très restreintes, dans les programmes actuels. — Il y aurait d'ailleurs, en général, avantage à restreindre les programmes mêmes des examens, et, d'autre part, à reculer l'âge limité des admissions aux différents concours officiels.

Par contre, les *exercices physiques* gagneraient, naturellement, à être augmentés. Ici aussi l'intensité sera toujours graduée. On s'adressera de préférence à ceux qui n'exigent pas de tension d'esprit, et ne consistent qu'en de simples mouvements automatiques. C'est pourquoi la marche, la course, la bicyclette (d'une manière modérée), seront préférées à l'escrime ou aux gymnastiques compliquées.

(¹) M. DE FLEURY. Loc. cit.
(²) JOFFROY Leçons cliniques à l'asile Sainte Anne, 1897.

Tous ces sports serviront également d'excellentes *distractions*, qu'on recommandera particulièrement chez ces enfants d'humeur sombre, à préoccupations exagérées, toujours entachés d'une forte hérédité. On favorisera aussi chez eux l'instinct de collection, le goût de la musique, vocale ou instrumentale. Les voyages — si nuisibles, par contre, au cours des troubles mentaux confirmés — réussiront également bien, dans ces conditions précises.

Mais c'est surtout le *choix d'une carrière* qui sera important. Eviter pour les enfants prédisposés, celles qui exposeraient aux luttes, aux ambitions, aux déceptions, de même que celles qui réclament — surtout aujourd'hui — une activité incessante de l'esprit (médecine, droit, professorat) ou des facultés imaginatives (beaux-arts, composition musicale). A un autre point de vue, on gardera l'enfant des professions qui exposeraient à l'intempérance. Les travaux manuels valent le mieux, surtout ceux qui n'exigent pas beaucoup d'efforts intellectuels. Les meilleurs sont encore ceux qui permettent d'éviter la vie urbaine (jardinage, agriculture...)

Traitement de l'onanisme. — L'onanisme doit être particulièrement évité, Il y a pour cela ([1]) :

1º Des *mesures hygiéniques* : lavage et saupoudrage des parties génitales, qui garantiront des balanites, vulvites, accumulations de smegma, toutes causes de démangeaisons qui attirent les mains ; bains tièdes ou frais, de rivière ou de mer ; port de pantalons larges, dépourvus de

---

([1]) POULLET. Traitement préventif de l'onanisme. *Journal de Clinique et de thérapeutique infantiles*, 1897.

poches (garçons), fermés (filles), par-dessus un caleçon en fil ou en coton ; et, la nuit, port d'une longue chemise fermée inférieurement. Au lit, ni oreiller, ni édredon : après avoir uriné, l'enfant sera placé dans le décubitus latéral gauche, le bras sous la tête. Le lever aura lieu sitôt le réveil. Chambre à coucher, fraîche, sans parfum. Exercices physiques.

2° *Mesures alimentaires ou médicamenteuses.* Nourriture non excitante, de l'eau comme boisson. On évitera d'employer certains médicaments (phosphore, strychnine, vésicatoire à la cantharide). On administrera avec avantage le camphre, le lupulin, les bromures.

3° *Mesures morales.* — Les personnes qui approcheront les enfants devront être d'une moralité parfaite, et, malgré cela, constamment, bien que secrètement, surveillées. On évitera toute promiscuité, soit dans la famille, soit au collège ou au couvent. On interdira plus que jamais les spectacles, les bals, la lecture des romans.

TRAITEMENT MÉDICAL

Si les maladies mentales sont des maladies comme les autres, il faut bien avouer que leur thérapeutique proprement dite paraît, au premier abord, singulièrement restreinte. Elle l'est moins cependant qu'on ne le croit généralement. Ce qu'il y a de sûr, c'est qu'elle diffère notablement de celle usitée en clinique ordinaire, et qu'elle doit être laissée aux seuls spécialistes.

Moyens pharmaceutiques. — Les *agents pharmaceutiques* sont très restreints. On n'aura à les employer que dans les indications suivantes, bien définies : la **révulsion** qui s'opérera surtout par les purgatifs, l'**antisepsie intestinale**, dont bénéficieront les *états mentaux symptomatiques d'infections ou de troubles digestifs* (naphtol, benzonaphtol...) les **anthelmintiques**, auxquels on devra toujours songer chez les enfants. Dans les *états de dépression*, les **stimulants** : quinquina, kola, alcool, caféine, arsenic, noix vomique, injections hypodermiques de sérum.

Contre l'agitation, l'anxiété, l'insomnie, en plus des classiques infusions de tilleul, et de l'eau de fleur d'oranger (de 20 à 60 grammes), on administre des **hypnotiques**. L'opium ne convient qu'aux *excitations produites par une cause physique bien nette,* on le donne sous forme de sirop (sirops de codéine, diacode, thébaïque) ou de laudanum, d'élixir parégorique toujours, à doses minimes et très fractionnées. Les bromures (de potassium, sodium, ammonium) conviennent aux *excitations des névroses* ($0^{gr},10$ par jour, et par année). L'antipyrine aux mêmes doses. Si l'enfant ne peut avaler ces médicaments, on les donne en lavement ou en suppositoire ($0^{gr},20$ à $0^{gr},50$). On recommande aussi le sirop d'éther (une cuillerée à café), l'eau de laurier-cerise (X gouttes par année), la teinture de belladone (II gouttes par année), le chloral ($0^{gr},05$ par année), le sulfonal ($0^{gr},10$ à $0^{gr},25$) en potion ou lavement, le trional ($0^{gr},20$ à 1 gramme) (Comby) ([1]).

Agents physiques. — Mais c'est surtout aux moyens physiques qu'on a de plus en plus tendance à s'adresser aujourd'hui.

L'électricité, sous forme de courants statiques, peut améliorer les *états de neurasthénie et de dépression*; la galvanisation transcérébrale, régulariser le sommeil et le ramener dans ses limites normales.

Pour l'**hydrothérapie,** il n'est peut-être pas une forme de cérébropathie qui n'en puisse tirer des avantages, tant son emploi peut être varié. Aux *états de dépression* conviennent les bains sinapisés, les douches froides stimulantes, ou les douches chaudes suivies d'une douche froide suffisamment prolongée. Aux *états d'excitation*, insomnie, anxiétés, terreurs nocturnes, etc., les bains tièdes ($34°$) (bains de tilleul, bain de son) prolongés au besoin pendant une demi-heure, de préférence avant le coucher. — Tous les enfants atteints de *psychoses névro-*

([1]) COMBY. Les Hypnotiques dans l'enfance. *Médecine moderne,* 21 avril 1897.

pathiques (chorée, hystérie, etc.), ou seulement de *fai-blesse irritable* devront s'habituer au tub quotidien, au drap mouillé, (2 ou 3 fois par jour, en laissant l'enfant enveloppé dans son drap pendant 2 heures chaque fois) à la friction au gant de crin suivie de lotions à l'eau alcoolisée.

Procédés Mécaniques. — Une autre méthode physique fait des progrès chaque jour : c'est le traitement par les mouvements du corps, la *kinésithérapie.*

Elle consiste en *mouvements actifs*, en exercices physiques, tels que nous les avons étudiés plus haut; ils sont à employer soit dans les *formes dépressives sans épuisement*, soit dans les *convalescences des psychoses*. — On les combine souvent aux *mouvements passifs* et au *massage.*

Inversement le traitement par le repos, le **repos au lit**, est employé aujourd'hui systématiquement, mais dans les *psychoses aiguës*, cette fois, et en plein cours de leur évolution. Il en a considérablement changé le pronostic. Cette méthode, d'usage encore récent en France, est tout à fait de mise chez l'enfant. Elle a pour premier avantage de supprimer tous les moyens de contention. C'est, d'autre part, le meilleur moyen de laisser se réparer les pertes subies par l'organisme, dans les états d'excitation, sous l'influence de la dépense motrice exagérée, et, dans les états mélancoliques, sous l'influence de l'anxiété, de l'insomnie, du refus de nourriture. Sous l'influence du repos au lit, on voit la nutrition se relever rapidement, les fonctions cardio-vasculaires et respiratoires se régulariser. La cessation de l'insomnie est le premier symptôme de l'amélioration, qui est de règle. Dans les *psychoses dites asthéniques* (convalescences, etc...) l'alitement va de soi : il devra même être prolongé longtemps.

III

TRAITEMENT PSYCHOLOGIQUE

Les procédés psychothérapiques forment une ressource
extrêmement précieuse, la seule peut-être que nous ayons
pour rétablir l'intégrité de l'esprit (P. Janet) [1]. Ils ont
pour base la *suggestion*. On nomme ainsi « l'acte par le-
quel une idée est insinuée, introduite dans le cerveau et
acceptée » (Bernheim) [2]. La condition principale en est
naturellement la suggestibilité, c'est-à-dire la propriété
qu'a le cerveau humain d'accepter des idées et de les
réaliser. — Or, ce sont surtout les enfants qui sont suggestibles, nous le savons. Les expériences de Binet et
Henry [3] ont même montré que le degré de leur résistance à la suggestibilité, varie beaucoup plus — dans le
sens de l'augmentation, bien entendu — sous l'influence
de l'âge, que le développement de toute autre faculté:

---

(1) PIERRE JANET. *Traité de Thérapeutique*, XV, p. 69.

(2) BERNHEIM. Hypnotisme, suggestion, et psychothérapie, 1891. —
HARTENBERG. Essai d'une psychologie de la suggestion. *Revue de Psychologie Clinique et Thérapeutique*, août 1898.

(3) BINET et HENRY. La Suggestibilité chez les enfants. *Revue Philosophique*, 1894 :

Nombre moyen d'erreurs de mémoire et de comparaison : classes
élémentaires, 89 $^0/_0$, classes supérieures, 70 $^0/_0$.

Nombre moyen d'erreurs par suite de suggestibilité : classes élémentaires, 88 $^0/_0$, classes supérieures, 4 $^0/_0$.

psychique, la mémoire des lignes, par exemple, étudiée dans les mêmes conditions. Aussi les essais de création d'un moi nouveau y seront-ils plus efficaces que chez l'adulte, où persiste toujours, dans ces cas, un fond indéracinable de la personnalité ancienne.

Cette suggestion peut être pratiquée : soit à l'état de veille, soit dans les états de sommeil spéciaux, dits hypnotiques, peut-être même aussi à l'état de sommeil naturel.

Exposons ces divers procédés, d'une manière absolument éclectique.

SUGGESTION A L'ÉTAT DE VEILLE

Celle-ci ne diffère guère, d'une manière générale, de l'*éducation*. L'éducation n'est qu'un ensemble de suggestions coordonnées et raisonnées (Guyau). — Mais dans les cas qui nous occupent, il s'agit d'une cure précise, limitée : par exemple combattre des instincts pervers d'un dégénéré, les plaintes d'un hypocondriaque. Pour y arriver, toutes les personnes qui ont de l'ascendant sur l'enfant (parents, instituteurs, surveillants) pourront naturellement mettre en jeu leur persuasion. Ils devront simplement remplir certaines conditions :

D'abord, se faire aimer de l'enfant « en l'aimant lui-même » (Montaigne); il importe cependant qu'ils s'en fassent respecter, en combattant le laisser-aller (blâmes, punitions). — Avoir foi dans leur œuvre, agir sans défaillances, car les convictions ont seules prise sur l'enfant, et le scepticisme serait d'un effet déplorable. — Surtout faire montre de toutes les qualités qu'on exige de lui, car l'attitude, les gestes agissent puissamment par suggestion (¹). — Les maîtres devront se rappeler que, chez des enfants tarés héréditairement, la discipline mal interprétée, risquera souvent d'échouer contre la révolte, la crainte, ou la ruse, qui a ce désavantage de développer de nombreuses habitudes de mensonge et de dissimulation. Mais c'est particulièrement à l'égard des enfants dégénérés à instabilité mentale légère, et surtout des hystériques intelligents quoique indisciplinés, que le maître devra user de tout son art. S'il sait les « prendre », il en obtiendra beaucoup. Sinon, par les mille tracasseries de la vie pédagogique, il favorisera au contraire chez eux le développement de troubles mentaux plus graves (²).

En tout cela, l'éducateur devra se faire aider du médecin, dont l'habitude diagnostique et la perspicacité psychologique seront ici les garanties du succès. Il faudra souvent à tous les deux discuter, raisonner, persuader, ordonner pendant longtemps, sans un instant de relâchement, sans laisser à l'enfant la faculté de se reprendre, sans permettre à une représentation maladive de se reconstituer. Aucune loi générale de cette psychothérapie verbale ne peut, on le comprend, être donnée. Plus que partout, les cas individuels sont tout, ici.

(¹) Aussi est-ce une excellente mesure de supprimer, dans les petites classes, les maîtres spéciaux. — MARION. De l'éducation dans l'Université. — THOMAS. La Suggestion en Pédagogie. — JOLY. Notions de Pédagogie.

(²) GILLES DE LA TOURETTE. Leçons de Clinique Thérapeutique sur les Maladies du système nerveux, 1898, p. 158.

SUGGESTION HYPNOTIQUE

L'emploi de la suggestion hypnotique en psychothérapie soulève de grandes discussions de principes et de faits. De principes, parce qu'elle met en cause la liberté morale individuelle ; et surtout de faits, parce que les résultats en sont encore contradictoires, et, par conséquent, des plus discutables.

Il est certain que le procédé le plus sûr, le plus efficace de faire une suggestion est de la faire à l'état de sommeil hypnotique. Le sommeil hypnotique est en cet état où le contrôle cérébral n'existant plus, les idées sont immédiatement acceptées et où toute perception peut aussi se changer directement en actes, sans l'aide de l'intervention cérébrale. Ce psychisme est de tous points comparable à l'état de semi-conscience que nous avons étudié plus haut sous le nom de somnambulisme. La suggestion thérapeutique, ici, aura pour but, non pas de susciter des actes, mais de renforcer certains centres psychiques de telle sorte qu'ils puissent fonctionner, en quelque sorte, automatiquement, au réveil.

On pourra donc appliquer ce procédé de traitement : ou bien pour développer les centres d'aptitudes normales arrêtés dans leur développement ; ou bien pour créer des centres d'arrêt, destinés au contraire à la correction d'impulsions et habitudes morbides.

La pratique psychothérapique est beaucoup moins simple qu'on pourrait le croire. Nécessitant des études spéciales, elle doit, naturellement, être réservée aux seuls médecins. Est-il besoin de dire qu'il faudrait impitoyablement l'interdire aux « magnétiseurs », ou aux amateurs qui n'y voient qu'un passe-temps, une occasion de montrer leur savoir-faire ? etc.

RECHERCHE PRÉALABLE DE LA SUGGESTIBILITÉ. — Le médecin expérimenté s'enquerra, au préalable, de la suggestibilité naturelle du sujet, il en fera le diagnostic, car la suggestion du sommeil ne doit pas être distinguée de la suggestion de toute autre chose, comme un mouvement, l'expression d'une émotion, etc. Il lui suffira donc de suggestionner, à l'état de veille, l'exécution de quelque actes très simples. Le résultat de cette expérience donnera la mesure de la suggestibilité. Or, cette suggestibilité des enfants est telle que, sur 10 enfants de 6 à 15 ans, pris dans toutes les classes de la société, 8 seraient susceptibles d'être plongés dans le sommeil provoqué dès la première ou la seconde séance (Bérillon) (1).

Mais l'expérience précitée ne sert pas seulement à mesurer la suggestibilité : elle devient un moyen d'investigation et d'exploration psychologiques d'une grande précision, en révélant chez certains enfants une suggestibilité très supérieure à celle qu'on pourrait leur attribuer à première vue. Or, ce serait une véritable loi psychologique que la suggestiblité d'un sujet serait en rapport direct avec son développement intellectuel. Contrairement à l'opinion courante, les difficultés pour provoquer le sommeil seraient d'autant plus grandes que les tares héréditaires sont plus accentuées. Les idiots, par

---

(1) BÉRILLON. *Suggestion envisagée au point de vue pédagogique*, 1886. *Suggestion et ses applications à la pédagogie*, 1888. — *Applications de la suggestion hypnotique*, 1897. — *Hypnotisme et Orthopédie mentale*, 1896. — PIGEAUD. *La suggestion en pédagogie*. Paris 1897. — TOKARSKI. *L'Hypnotisme en pédagogie*. *Voprosy filosofii*. Année II. 4.

exemple, sont absolument réfractaires aux suggestions, les imbéciles ne les réalisent que très difficilement. Par contre, les hystériques sont très hypnotisables, précisément parce qu'ils sont coutumiers d'une intelligence assez vive, et que toutes les images acquièrent chez eux une très grande intensité. Suggestibilité serait donc, d'une manière générale, synonyme d'éducabilité (Bérillon). — A notre avis, cela est beaucoup trop absolu : bien des individus intelligents ne sont nullement suggestibles.

Suscitation du sommeil. — Le seul procédé auquel on ait recours aujourd'hui pour susciter le sommeil semble inoffensif : on se borne à engager l'enfant à s'endormir le plus simplement possible, comme le soir, quand il se couche. On s'aide en même temps de l'occlusion des yeux et de la description des différents symptômes qui caractérisent le sommeil : lourdeur des paupières, engourdissement de l'esprit, du corps entier, respiration calme et régulière. On vante au malade, d'une manière persuasive, les avantages de cet état de repos et de passivité (¹).

Discussion sur la nature du sommeil. — Mais on remarque immédiatement que tous les sujets ne sont pas, à dormir, d'une facilité égale. Certains, malgré l'attitude de repos, l'immobilité, les paupières closes, ne dorment pas du tout. Ils réalisent, souvent par complaisance pour le médecin, « une forme de sommeil conven-

---

(¹) Rappelons, pour mémoire, qu'il est d'autres procédés : la vue d'une personne déjà endormie (Liébeault), les miroirs, la fixation de points brillants ou fascination (méthode de Braid), l'occlusion simple des yeux, etc. — On en trouvera tous les détails dans les *Leçons cliniques sur l'Hystérie et l'Hypnotisme* de M. Pitres. Paris, 1891.

tionnelle. » D'autres ne dorment pas davantage, mais, croyant dormir, ils ont comme l'illusion du sommeil. D'autres, enfin, dorment d'un sommeil de tous points comparable au sommeil naturel, ou même si profond que l'oubli est complet au réveil (sommeil hypnotique).

C'est précisément ici qu'est le point, depuis longtemps, litigieux. Cet état de sommeil spécial, sommeil hypnotique vrai, est connu chez les hystériques (Charcot). Mais est-il réalisable chez des sujets non hystériques ? D'autre part, faut-il nécessairement ce sommeil spécial, pour l'accomplissement régulier des suggestions thérapeutiques ? — Nous pensons, avec l'Ecole de la Salpétrière, qu'il ne s'agit en effet, dans bien des cas, que de l'illusion du sommeil. Mais cette illusion suffit, car elle peut être rendue très forte. Ce n'est, au fond, qu'une « attitude mentale » (Ribot), comparable à la méditation, à l'extase, incapable par suite de conférer au cerveau aucun pouvoir exceptionnel. Si la suggestibilité y est exaltée, c'est qu'on a soin de susciter des états affectifs favorables à une acceptation passive, et à une réalisation ultérieure active. La docilité est rendue manifeste par la réalisation du sommeil, mais elle n'est pas conditionnée par lui, et les dormeurs artificiels ne réagiront qu'à des suggestions ne choquant ni leur sens moral, ni leurs croyances profondes. On crée, en somme, un ensemble complexe d'émotions et de sentiments qui doit aboutir à l'idée de guérir. Et le sommeil provoqué ne sert que d'amorce, ou de point d'appui, à un traitement psycho-thérapique général ([1]).

([1]) VALENTIN. Rôle du sommeil provoqué dans la thérapeutique

Mode de suggestion pendant le sommeil. — Quoiqu'il en soit, le sujet une fois dans l'état passif, on use de la suggestion verbale, en formulant toujours les suggestions avec précision et clarté. Il est bon de d'abord dresser quelque peu le sujet à des mouvements automatiques sans importance, car on en profitera pour lui donner confiance, lui montrer qu'on peut le modifier et le guérir. S'agit-il de corriger une impulsion, une habitude automatique, on le met dans l'impossibilité mécanique de l'exécuter, ou bien on provoque une paralysie psychique. S'agit-il de modifier un état d'inertie mentale, on crée l'image du mouvement. Par l'entraînement, les images d'arrêt ou de mouvement se fixent ainsi définitivement. C'est la méthode des suggestions actives, des entrainements suggestifs, des dynamogénies psychiques (Bernheim), des associations psycho-mécaniques (Bérillon).

Le Réveil. — Le réveil doit toujours être suscité sur une idée agréable. Il doit surtout être complet, sans trace aucune d'engourdissement ou de somnolence. On peut alors aisément s'assurer que le sujet peut désormais s'opposer à l'exécution de l'acte morbide par la seule intervention de son pouvoir inhibiteur ou, au contraire, exécuter un acte avec sa seule volonté d'action. On se rappellera seulement que certains malades, quoique hypnotisables, sont rebelles aux ordres suggérés (Joffroy). [1]

Signalons, au réveil, quelques maux de tête et nausées, associés à des somnolences passagères : ce sont les seuls effets immédiats de la suggestion. Ils cèdent rapidement.

---

suggestive. *Revue de Psychologie Clinique et Thérapeutique*, Septembre 1898.

[1] Joffroy. Hystérie et Suggestion. *Revue Psychiâtrie*, 1897.

Inconvénients de la Thérapeutique Hypnotique. — En revanche, la pratique prolongée de la suggestion peut amener des inconvénients très graves. Elle accroît la suggestibilité du sujet, lui crée un nouveau besoin, celui d'être endormi et suggestionné à tout propos (*hyp-nomanie*). Sans doute, on peut suggérer à l'enfant d'être désormais à l'abri de toute autre influence que celle du médecin, agissant dans un but thérapeutique (Lié-beault) (¹); mais, ce qu'il faudrait, surtout, pour éviter cet inconvénient grave, ce serait doser très attentivement la durée du sommeil, graduer l'intensité et la forme de la suggestion, selon l'âge, les aptitudes, le degré d'intelligence, la réaction individuelle..... Ce dosage est malheureusement bien difficile. — On aura soin, pour cette raison, de *diminuer petit à petit les suggestions*. Le médecin, qui aura pris désormais complètement la direction morale du sujet, élargira progressivement la conscience, développera peu à peu les facultés d'attention aux autres choses, en faisant travailler le malade, régulièrement, à des travaux cérébraux faciles ou, mieux encore, à des travaux manuels. La pratique de la gymnastique, de l'hydrothérapie, l'emploi de médicaments toniques, augmenteront la force de résistance nerveuse et favoriseront en même temps ce développement de la synthèse mentale.

SUGGESTION PENDANT LE SOMMEIL NATUREL.

Dans le sommeil hypnotique, l'activité cérébrale n'est pas éteinte entièrement : la sphère psychique est en

---

(¹) Liébeault. Thérapeutique suggestive, 1891.

rapport, au moins par un de ses points, avec le monde
extérieur et le suggestionneur, condition naturelle de la
suggestibilité (Farez). Dans le sommeil naturel profond,
la conscience ordinaire est au contraire éteinte. Peut-
être pourrait-on en profiter pour suggestionner, « au
moyen de phrases courtes et distinctes, à rythme calqué
sur le rythme respiratoire » (¹). — Ce genre de suggestion
ne repose encore sur aucune observation probante.

INDICATIONS DE LA SUGGESTION

C'est ici actuellement, que les auteurs divergent le
plus, moins sans doute sur l'utilité de l'emploi de la suggestion que sur les formes de suggestions à employer.
A l'école de Nancy même, Bernheim préfère en général
la suggestion vigile, Liébeault, la suggestion hypnotique.
Mais, chez les enfants, on comprend que des considérations spéciales agissent. Il faut, de l'avis de la grande
majorité des auteurs, ne s'adresser, en premier ressort,
qu'à la suggestion vigile, et resteindre au minimum
possible les pratiques hypnotiques. M. Joffroy (²) n'admet
même ces dernières que dans les accidents hystériques,
et encore, pas tous. Bornons-nous ici à l'exposé très
éclectique de quelques-uns des cas reposant sur les observations les plus probantes. On peut déjà dire, que,
d'une manière générale, chez les enfants, la *suggestion
simple réussit dans l'immense majorité des cas*, pourvu
qu'elle soit continuelle, soutenue.

(¹) FAREZ. De la Suggestion pendant le sommeil naturel. Paris, 1898.
(²) JOFFROY. *Loc cit.*

NÉVROSES. — Chez les *hystériques* aussi, c'est donc à la suggestion vigile qu'on s'adressera tout d'abord. En la combinant aux autres remèdes et particulièrement à l'isolement, elle réussit presque toujours, surtout sous la direction d'un médecin capable d'user de toute son autorité. Celui-ci aura recours, tantôt à l'insinuation, tantôt à l'injonction vigoureuse, sur un ton de commandement, même avec menaces. — Il n'emploiera, encore une fois, l'hypnose que si ces moyens ont totalement échoué (Joffroy). D'autres praticiens l'emploient, au contraire, systématiquement, même dans les variétés monosymptomatiques (chorée, hoquet, incontinence d'urine, etc.). — Quelques auteurs, par contre, la rejettent complètement (Bruns) (¹). — Il est certain que si l'hypnose est efficace contre les désordres somatiques de l'hystérie, elle est plus infidèle contre les troubles purement psychiques : elle ne peut modifier favorablement la personnalité des hystériques, parce que la condition même de son existence est une maladie de la personnalité (²). — Ajoutonsqu'on a vu des tentatives d'hypnotisation répétées provoquer l'hystérie, alors qu'elle était simplement latente (Charcot, G. Guinon, Séglas).

L'hypnose peut également donner des succès (Krafft-Ebing) (³), chez de jeunes *hypocondriaques*, ou *neurasthéniques*, dans les *tristesses* exagérées, tendant à la psychose mélancolique.

Des cas de *chorée*. même non hystérique, ont été com-

(¹) BRUNS. *Hysteria in Children, Aliénist and neurologist Saint-Louis*, juillet 1898.

(²) VALENTIN. *Loc cit.*, p. 302.

(³) KRAFFT-EBING, *Lehrbuch der Psychiatrie*, trad. LAURENT.

plètement guéris par la psychothérapie (Déjerine) (¹).
Suggestion simple, associée à l'isolement, qu'on peut
obtenir à l'hôpital par l'adjonction au lit de rideaux
maintenus constamment fermés.

Chez certains *épileptiques*, suffisamment intelligents,
on aurait pu tout au moins réveiller, par l'hypnose, des
aptitudes à la sociabilité (Bérillon).

DÉLIRES PROPREMENT DITS. — Chez les *aliénés*, la suggestion vigile est illusoire et l'hypnose impossible, à cause
des troubles de l'attention, qui est éparpillée dans la
manie, et concentrée dans les états de dépression. Le
plus souvent, les enfants délirants se refusent même à
se laisser influencer, de quelque manière que ce soit.
Peut-être pourrait-on employer le sommeil naturel, et
encore pour quelques indications seulement (images
mentales obsédantes, idées délirantes d'origine auto-
suggestive...), car les suggestions sont impuissantes, naturellement contre les troubles organiques cérébraux qui
conditionnent presque toujours l'aliénation mentale proprement dite.

Pour Farez, on pourrait également conseiller la suggestion pendant le sommeil naturel chez les enfants, ou
bien réfractaires à toute espèce de suggestion, ou bien
pusillanimes à toute tentative. Certains, en effet, montrent une peur instinctive d'obéir au suggestionneur
accompagnée d'une anxiété inaccessibles à tout raisonnement.

(¹) DÉJERINE. Traitement suggestif des névroses. Clinique de la Salpétrière, janvier 1898.

TROUBLES SIMPLES, DÉGÉNÉRATIFS. — C'est surtout dans les troubles simples, d'origine dégénérative, que la psychothérapie présente de l'intérêt.

Dans les troubles d'*émotivité exagérée*, qui donnent naissance aux *idées obsédantes* (phobies et manies), la suggestion verbale, le raisonnement, la persuasion, seront rarement suffisants ; il faudra en venir à la suggestion hypnotique. De même pour les *anxiétés* subites, les *terreurs nocturnes*. Liébault emploie systématiquement l'hypnose contre les *peurs* et les *colères morbides*. Tokarski (¹) insiste sur son influence sédative dans ces cas.

La suggestion vigile aura quelque prise sur les *habitudes automatiques* : onanisme, kleptomanie habituelle. Dans bien des cas cependant, on a été obligé de recourir à l'hypnose. Nous sommes d'avis, cependant, d'éviter celle-ci pour certaines habitudes plutôt inoffensives, telles que l'onychophagie. De même, pour la cure du mensonge, quelque invétéré qu'il soit, l'éducation (appel à l'amour propre, punitions, etc.) et l'exemple de l'entourage nous semblent largement suffisants.

La cure des *troubles intellectuels* proprement dits est tout à fait du ressort de l'éducation ordinaire. Les maîtres devront souvent donner tous leurs soins à la culture de la *mémoire*. Pour cela, ils habitueront les enfants aux impressions vives, claires ; ils sauront les intéresser et les frapper ; ils ne donneront rien à apprendre qui ne soit expliqué et compris.

A ce point de vue, la culture de la mémoire chez les enfants arriérés, — comme chez les enfants psychasthé-

---

(¹) TOKARSKI. Congrès de Moscou, 1897.

niques, d'ailleurs, — ne fait qu'un avec la culture du jugement. C'est surtout chez ces enfants, qu'il importe d'apprendre *à juger et à raisonner* juste. L'étude des mathématiques y contribuera. On enseignera aussi, comme le demandent les pédagogues (Maillet) ([1]), les certitudes morales fondées sur les intuitions, et qui embrassent des vérités inaccessibles au seul raisonnement.

On se méfiera des *imaginations* débordantes, on y introduira la discipline et la règle, on soumettra tout à une solide réflexion.

Dans tous ces cas — surtout si l'enfant est rebelle, par une véritable impotence psychique — on pourra renforcer l'autorité et les conseils du maître par une suggestion hypnotique judicieusement dosée, en faisant sur la nature de cette hypnose les réserves que nous avons vues plus haut.

Dans tous les cas, le médecin et le pédagogue doivent se compléter l'un et l'autre. De leur union se formera cette science nouvelle qui n'est encore actuellement qu'à ses débuts, *l'orthopédie mentale.*

([1]) MAILLET. Eléments de Psychologie de l'homme et de l'enfant appliquée à la Pédagogie. Paris, 1890.

IV

ASSISTANCE

Les questions de traitement et d'éducation publique
des enfants atteints d'imperfections mentales soulèvent
une foule de problèmes d'Assistance. Un principe les domine tous : c'est que la thérapeutique collective, en tant
qu'associée à des moyens plus ou moins coercitifs, est tout
aussi grave quand il s'agit d'enfants que quand il s'agit
d'adultes. En cas d'hospitalisation dans des services spéciaux, et, plus encore, en cas d'internement ([1]), dans
ses différentes modalités, *le besoin de certaines garanties
légales s'impose*, puisque les enfants n'ont nécessairement d'autres relations que ceux qui sont en droit d'ef-
fectuer leur placement.

Comme la question est complexe, il faut envisager
successivement : 1º les enfants indiscutablement aliénés,
2º ceux qui sont sur les frontières de la folie.

Assistance des enfants aliénés. — Pour les enfants
aliénés, la conduite est très nette. L'internement dans
un asile permet seul un traitement complet : le traitement

([1]) Pour l'internement en cas de folie, en particulier, M. Féré est
d'avis que c'est surtout dans les asiles publics que la sécurité existe,
l'enfant y étant complètement à l'abri de la séquestration indûment
prescrite ou indûment prolongée (*Pathologie des Emotions*, p, 589).

dans la famille ne pourrait consister qu'en soins médi-
camenteux, tout à fait insuffisants.

Mais l'internement lui-même est plus ou moins urgent.
Il s'impose immédiatement dans les *états maniaques*, les
idées de persécution et de grandeur, les *délires avec impulsions violentes des épileptiques*. Particulièrement dans
les *idées de suicide* où la surveillance doit être incessante.

L'internement est simplement utile dans les *états neurasthéniques et mélancoliques*, où le malade a surtout
besoin de repos.

De même dans les *folies hystériques*. Cependant l'hystérie, avec ses aspects brusques, variés, ses dehors
dramatiques, soulève des difficultés. Les parents n'arri-
veront jamais à soigner le jeune malade avec la rigueur
tempérée, ici nécessaire. Il faudra souvent, sinon l'internement, du moins la maison d'hydrothérapie. D'ailleurs on refusera toujours l'internement à moins d'actes
suffisamment démonstratifs. Bien souvent, de simples
mesures d'attente auront raison de l'orage cérébro-spinal
(P. Garnier) (¹).

Mais que faire, quand il s'agit de simples dégénérés
ou arriérés ? Le nombre de plus en plus grand des enfants
de ce genre devient, pour l'assistance publique, la source
de très grosses difficultés.

Assistance des dégénérés délinquants. — Pour
les délinquants, un principe général est définitivement
admis aujourd'hui : *La Société a le droit de mettre le*

(¹) P. GARNIER. Internement des aliénés, 1897, p. 52-53. — Voir
aussi les différents Congrès de l'Enfance.

mineur hors d'état de nuire ([1]) : *mais elle a surtout le devoir de l'élever et de le protéger.* Il faut qu'elle adopte un régime répressif et tutélaire à la fois. Certains criminologistes voudraient même ne s'adresser alors qu'à des mesures administratives, à l'exclusion des pénales ([2]).

Il faut donc tout d'abord songer à la protection des enfants. Dans tous les cas, il faut commencer par *réprimer le vagabondage*, l'école buissonnière, qui est une cause puissante de criminalité infantile. En Angleterre, il existe même dans ce but, des fonctionnaires spéciaux, des *boy's beadles*.

En second lieu, il faut veiller de près aux enfants qui seraient soumis à de mauvais exemples, chez eux-mêmes, cette fois, avec des parents indignes. Pour eux, des *Asiles-Refuges* existent déjà, nombreux, en Allemagne, Angleterre, Belgique, Suisse. En France, l'assistance en est assurée par le Service des Enfants Moralement Abandonnés, fortifié par la loi du 24 juillet 1889, sur la déchéance possible du pouvoir paternel. De plus, des orphelinats spéciaux se fondent chaque année, grâce à la charité privée.

Mais, malgré toutes les précautions, en dépit de son éducation, qui est bonne, l'enfant devient un vicieux. Que faire ?

Les parents prévoyants peuvent quelquefois demander son envoi dans une *maison de correction*, pour un temps

---

([1]) Lire : COMPANS. Exécution de la peine appliquée aux jeunes délinquants, 1896.

([2]) LUCIPIA. IIe Congrès d'Assistance (Genève, 1892).

déterminé (¹). Le père est alors toujours maître d'abréger la durée de cette détention.

Mais, le plus souvent, c'est en face d'un fait accompli, d'un délit de droit commun, que la question se trouve posée.

Dans notre procédure française, c'est au juge d'instruction de décider si l'enfant doit alors être complètement déchargé et rendu à ses parents (mise en correction paternelle possible). — Quelquefois, mais de plus en plus rarement aujourd'hui, il envoie l'enfant devant une cour pour y être jugé, ce qui serait naturellement une mesure déplorable, s'il s'agissait d'un déséquilibré.

Quand il n'y a pas de doute sur la déséquilibration, il est tout indiqué d'hospitaliser immédiatement les enfants dans des *quartiers d'hospices* spéciaux, plus ou moins dépendants des asiles d'aliénés. Citons, pour le département de la Seine, l'hospice de Bicêtre et la colonie de Vaucluse (garçons), l'hospice de la Salpétrière et la colonie de Villejuif (filles) (²). L'éducation y est collective, comme elle doit l'être pour donner les meilleurs résultats.

Mais, au moment de l'arrestation surtout, la distinction est souvent difficile à faire entre le vicieux simple et le malade. Dans le doute, le juge d'instruction peut toujours se résoudre à envoyer l'enfant, pour un temps

---

(¹) Chaque année 350 à 400 enfants parisiens entrent ainsi à la Petite-Roquette. Le séjour maximum fixé par la loi est de 6 mois, mais le plus grand nombre n'y séjourne que quelques semaines, parfois quelques jours.

(²) Lire les intéressants rapports de MM. BOURNEVILLE, J. VOISIN, BRIAND, BLIN, *Rapports sur le Service des aliénés de la Seine*, annuels.

donné, *en observation* dans un établissement de l'Assistance Publique, dépositaire des Enfants-Assistés. Ce qu'il faut éviter à tout prix à ce moment, c'est la promiscuité telle qu'on la voyait jadis, par exemple au Dépôt de la Préfecture de Police, à Paris.

Pour ces cas, une mesure urgente est, dans les grands centres, la création de *maisons cellulaires de répartition* où seraient évacués tous les petits délinquants ou réfractaires de l'école, pour être examinés médicalement et répartis ensuite ([1]).

Supposons maintenant, l'enfant jugé, et mis en *correction péntenitiaire*. Très complexe est alors, le problème de son amélioration. Disons seulement que deux systèmes opposés sont en présence : 1° le système de la dissémination, dont on espère beaucoup, qui se traduit par le placement dans des familles, des colonies agricoles, comparables aux Boardings-Out Anglais ; 2° le système de la collectivité, dans des écoles dites de redressement (Reformatories Schools), où peut se pratiquer efficacement le traitement médico-psychologique ([2]).

---

[1] THULIÉ. *Revue Philanthropique*, Juillet 1898.

[2] Pour les adversaires de cette méthode, l'observation aurait toujours prouvé que la récidive des libérés était proportionnelle à l'agglomération des détenus. et le fait serait encore plus spécialement applicable aux enfants (JOLY. *Revue pénitentiaire*, février 1897. — Lire aussi TALLACK, *Penological and preventive Principles*, London, 1890).

Nous croyons intéressant de donner ici la liste des maisons pénitentiaires actuelles en France :

GARÇONS :

Établissements Publics : Aniane, Belle-Isle-sur-Mer (Ecole de Mousses), Les Douaires, Sainte-Hilaire, Saint-Maurice, Le Val-d'Yèvre, Dijon, Nantes, Rouen, Villeneuve-sur-Lot.

Assistance des dégénérés arriérés. — Pour l'assistance des enfants légèrement arriérés, un autre genre de mesure s'impose : la création de *classes scolaires spéciales*, telles qu'on les trouve actuellement, et fonctionnant avec succès, en Suisse ([1]), en Angleterre, aux États-Unis, en Allemagne (Hilfsschule). Il serait avantageux, à Paris, d'en annexer une aux Écoles Primaires de chaque arrondissement (Bourneville) ([2]). On y pourrait recevoir par exemple : 1º les enfants arriérés de toutes les écoles de l'arrondissement (instabilité mentale, arriération intellectuelle par troubles de l'attention et de la mémoire), 2º les enfants renvoyés des autres écoles pour indiscipline, 3º les enfants des services d'arriérés, suffisamment amé-

---

Établissements Privés : Autreville, Bar-sur-Aube, Boulogne, Jommelière, La Loge, Le Luc, Mettray, Saint-Eloy, Sainte-Foy, Saint-Han, Saint-Joseph, Société de Patronage de la Seine, Société de Patronage des Enfants, Protestants insoumis, M'zéra (Algérie).

Filles :

Quartier correctionnel : Rouen.
Établissements Publics : Quartier spécial de jeunes filles, à Doullens.
Établissement Spécial : Cadillac.
Établissements Privés : Bavilliers, Diaconesses (Seine), Israélites (Seine), Limoges, Montpellier, Rouen, Sainte-Anne-d'Auray.

([1]) Voir entre autres : *Rapports de gestion de la Municipalité de Lausanne*, (1896). — Mme Renard, *Revue Philanthropique*, Novemb. 1898.
([2]) Bourneville. *Rapport au Congrès national d'Assistance Publique*. Lyon, 1894. — *Recherches cliniques et thérapeutiques sur l'épilepsie, l'hystérie et l'idiotie. Paris*, 1898. — *Progrès Médical, passim*. — Hamon du Fougeray et Couétoux. *Manuel pratique d'Enseignement aux enfants anormaux*, 1896. — W. Fernald. *History of the treatment of feeble minded*. Boston, 1893. — Shuttleworth. *Mentally deficient Children*. London, 1895. — M. Kuhn *Les enfants dégénérés des Ecoles publiques*. Revue Pédagogique, 1898. — Demoor. *Enfants anormaux*. Bull. Soc. M. Ment. Belgique, 1897.

liorés pour bénéficier de ces classes. C'est un système
employé déjà à Cologne, Bergen, Copenhague, Londres.
— Chacune de ces classes, dites « pour instruction spéciale », devra comprendre un très petit nombre d'élèves
pour chaque maître. On y apprendra surtout les métiers
manuels (le ménage pour les filles), les seuls qui fixent
bien l'attention de ces enfants, et peuvent ainsi être suffisamment approfondis pour les mettre en état de gagner
leur vie plus tard (Joffroy). Les maîtres, quelque peu
psychologues et cliniciens à la fois, devront utiliser les
vestiges qui subsistent dans l'esprit de ces enfants pour
aider au développement du reste. Pour cela, ils devront
naturellement avoir été eux-mêmes formés à ce genre
d'enseignement (¹). Quelles que soient les difficultés, on
les trouverait, certainement, nombreux, pour s'adonner
à cette entreprise humanitaire.

(¹) Ces conseils spéciaux aux instituteurs sont détaillés dans quelques-unes des brochures de la *Sammlung pädagogischer Vortrage*,
éditée à Bielefeld. Lire en particulier : P. KUNTZE. *Die Behandlung
schwachsinniger und schwachbegabter Schulkinder.*

ANNEXE

—

STATISTIQUE
DES ENFANTS PSYCHO-MORBIDES

I

STATISTIQUE DES ENFANTS ALIÉNÉS, CRIMINELS ET SUICIDES

Les données statistiques qui sont ici d'un haut intérêt, peuvent porter sur bien des points différents.

D'abord, il serait important de rechercher pour un État déterminé, les chiffres exacts des folies, délits et suicides infantiles, constatés dans une certaine période d'années. Ces chiffres dénotent, en général, une *progression appréciable, surtout dans ces derniers temps.* Voyons en effet les chiffres des suicides en France (d'après les statistiques, obligeamment mises à notre disposition, du Ministère de la Justice).

STATISTIQUE DES SUICIDES INFANTILES

Années	Garçons	Filles	Total
1886	46	16	62
1887	48	20	68
1888	41	24	65
1889	56	21	77
1890	57	23	80
1891	48	25	73
1892	69	18	87
1893	47	26	73
1894	51	17	68
1895	64	26	90
1896	48	30	78

A un autre point de vue, il faudrait aussi rechercher le *chiffre des enfants psycho-morbides* (aliénés, criminels, suicides).

1° *Par rapport aux psycho-morbides similaires adultes ;*
2° *Par rapport à l'ensemble de la population infantile normale.*

Nous nous bornerons ici à la série des chiffres qui nous semble la plus intéressante et la plus fertile en indications générales : *le pourcentage des folies, délits et suicides, par rapport aux différents âges de l'enfance.*

1° Pour ce qui est de la *folie*, les seules statistiques que nous ayons pu relever en ce genre, sont celles de Saxe (1896) [1]. Encore nous renseignent-elles très incomplètement sur les âges exacts. Sur 100 aliénés, il y aurait :

Ages	Garçons	Filles	Moyenne
jusqu'à 5 ans	0,56	0,34	0,45
— 10 —	4,44	2,82	3,62
— 15 —	6,70	5,21	5,95
— 20 —	10,04	7,46	8,73

Notons, d'autre part, que d'après le même recensement il y aurait, par rapport a 10 000 individus sains :

7 aliénés ayant moins de 15 ans (statistique de 1890)
6,58   —   —   (—   1896).

2° En ce qui concerne la *criminalité* (délits et crimes), on peut consulter avec fruit les statistiques pénitentiaires annuelles, publiées en France par le Ministère de la Justice. Malheureusement, les chiffres des âges n'y sont pas non plus suffisamment détaillés.

---

(1) 28e Iahresbericht des Landes Medicinal Collegium über das medizinal Wesen im Konigreiche Sachsen, auf das Iahr 1896. Leipzig. Vogel, 1897.

Voici les chiffres de 1895 :

Ages	Proportions sur 100 enfants	
	Garçons	Filles
moins de 8 ans	0,77	1,56
de 8 à 10 ans	9,97	7,20
de 10 à 12 ans	19,55	15,37
de 12 à 14 ans	30,91	30,38
de 14 à 15 ans	20	28,73
15 ans	18,80	16,76

3° *Suicides.* — D'après les chiffres rapportés par M. Motet (Morts accidentelles et suicides en France, *Ann. d'Hygiène publique et de Méd. Légale*, 1880), voici comment se ferait sentir l'influence de l'âge.

Sur 220 suicides d'enfants, constatés pendant une période de 12 ans, de 1835 à 1846, on a pu déterminer la distribution suivante :

Ages	Nombre de suicides	Total
7 ans	1	
8 —	3	
9 —	2	
10 —	8	
11 —	9	220
12 —	20	
13 —	39	
14 —	64	
15 —	74	

D'autre part, sur 175 suicides constatés pendant la période de 1871 à 1875, on arrive à ces chiffres :

Ages	Nombre de suicides	Total
7 ans	1	
8 —	3	
9 —	3	
10 —	5	
11 —	11	175
12 —	21	
13 —	22	
14 —	42	
15 —	67	

Ce sont ces différentes statistiques qui nous ont permis de construire les graphiques suivants, qui résument le pourcentage des cas de folie, de délits et de suicides, selon les différents âges de l'enfance.

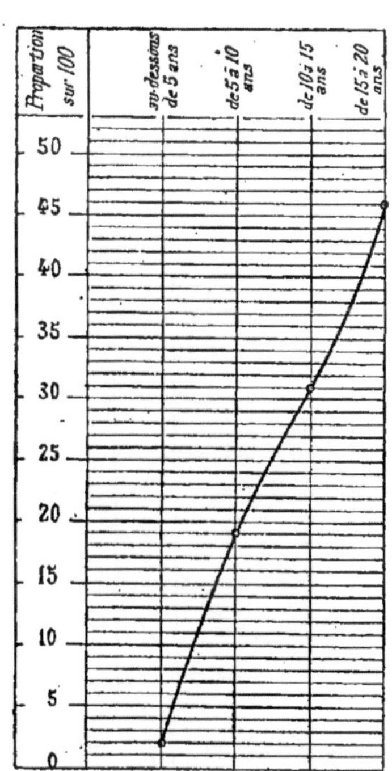

Influence de l'âge sur la *Folie* chez les jeunes sujets.

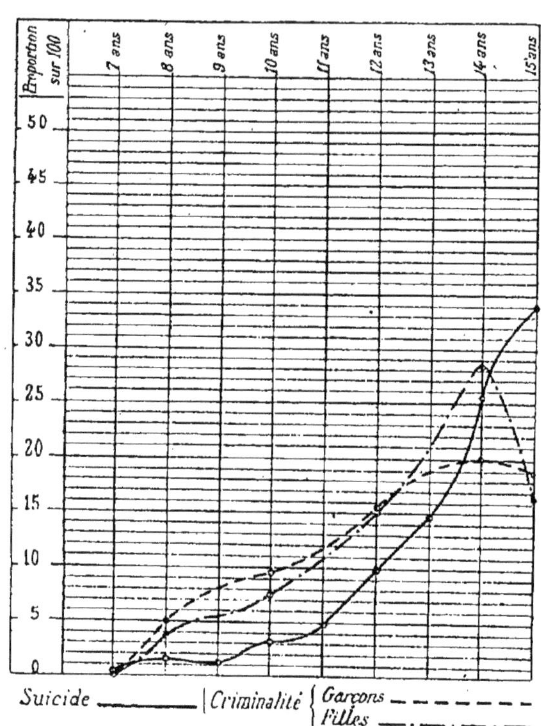

Influence de l'âge sur la *Criminalité* et le *Suicide* chez les enfants.

Nous croyons pouvoir tirer de ces statistiques quelques indications générales :

1º Dans l'enfance, le nombre des cas de folie, progresse avec l'âge, fait qui nous est déjà connu. (Voir au chapitre *Étiologie*).

2º Le nombre des cas de suicides augmente également avec l'âge, lentement d'abord, puis avec une rapidité particulièrement marquée au moment de la puberté.

3º La criminalité, par contre, augmente, dès les premières années, et assez régulièrement, pour atteindre son maximum vers la quatorzième année.

4º On constate à ce propos, de notables différences entre les garçons et les filles. Chez celles-ci, la courbe de la criminalité présente, au moment de la puberté, une exacerbation extrêmement marquée, qui se manifeste très nettement sur le tracé par une ascension, suivie d'une descente brusque; cette influence de la puberté est beaucoup moins sensible chez les garçons.

STATISTIQUE DES ENFANTS FAIBLES D'ESPRIT

Sur la question de la proportionnalité des enfants anormaux aux enfants sains, *dans la population scolaire* nous ne possédons encore que les statistiques *Suisses*. A la demande d'un grand nombre de sociétés pédagogiques, un recensement général fut, en effet, pratiqué, en 1897, dans les différents cantons, par les soins du Bureau des statistiques du Département Fédéral de l'Intérieur. Ce recensement a porté sur les enfants moralement abandonnés, les sourds-muets, les aveugles, les infirmes et les faibles d'esprit. Occupons-nous seulement de ces derniers. — Ajoutons qu'on s'est surtout occupé de les classer suivant le mode d'instruction particulier qu'il convient de leur donner.

Le recensement donne un chiffre de 7 667 enfants faibles d'esprit à un degré quelconque ; sur un total de 463 548 enfants fréquentant les écoles primaires, et de 490 252 enfants de 7 à 14 ans, en âge de fréquenter l'école, soient sur 1 000, la proportion de 16,5 d'une part, et de 15,6 de l'autre.

Les 96 % de ces enfants fréquentent l'école primaire ou sont placés dans des institutions donnant à leurs élèves une instruction analogue, et 4 % sont instruits chez leurs parents ou dans des familles où ils sont placés.

De ces 7 667 enfants faibles d'esprit à un degré quelconque, mais envisagés comme susceptibles de développement intellectuel, il en est :

> 567 qui reçoivent déjà une instruction dans une classe spéciale.
>
> 411 placés dans un établissement spécial pour enfants intellectuellement retardés.
>
> 104 placés dans un orphelinat ou institution analogue, et n'exigeant pas de traitement spécial.
>
> 5 585 pour lesquels est réclamé un traitement dans une classe spéciale ou un établissement spécial.
>
> 534 pour lesquels, bien que faibles d'esprit, un traitement spécial n'est pas jugé nécessaire.
>
> 466 pour lesquels la question du placement est laissée indécise.

Total 7 667

Relevons, parmi les totaux, le chiffre des enfants atteints d'affections nerveuses caractérisées : ce chiffre est de 122, dont 16 choréiques, 58 épileptiques, et 48 atteints de nervosisme indéterminé.

Il est intéressant de comparer les différents modes d'éducation que les instituteurs réclament pour eux.

Recommandés pour :	Nervosisme	Epilepsie	Chorée
Classe spéciale	23	16	7
Etablissement spécial	16	35	6
Placement non nécessaire . . .	3	4	—
Question laissée indécise	6	3	3
Totaux.	48	58	16

INDEX ALPHABÉTIQUE
DES AUTEURS CITÉS

TABLE DES MATIÈRES

A LA MÊME SOCIÉTÉ D'ÉDITIONS

AUVARD, accoucheur des hôpitaux et PINGAT (Le D^r), *Hygiène infantile ancienne et moderne.* Maillot, berceau et biberon à travers les âges, 1 vol. in-18 jésus, illustré de 85 figures dans le texte . . . . 1 fr. 50
  Cartonné avec dorure spéciales, prix. . . . . 2 fr. 50

CANCALON (le Dr A.-A.). — *L'Hygiène nouvelle dans la Famille.* Préface du Dr DUJARDIN BEAUMETZ, membre de l'Académie de médecine. — Deuxième édition augmentée. (Envoi franco contre un mandat de 4 fr. pour recevoir ce volume cartonné avec fers spéciaux.)

CASSINE (le Dr Léon), de Saint-Quentin. — *Le Conseiller de la jeune femme, mères et nourrices,* 17e volume de la Petite Encyclopédie médicale . . . . , . . 3 fr.

CORNET (Dr Paul), professeur aux Ecoles d'infirmiers de la Ville de Paris. — *L'Art d'administrer les Médicaments aux enfants.* Un vol. in-8°, reliure anglaise . . . . 3 fr.

CRESANTIGNES (Le D^r de). — *Les Nouvelles Méthodes dans le traitement de la Diphtérie,* in-8° de 50 pages (2e édit.) Prix. 2 fr.

DAUCHEZ (Le Dr H.), ancien chef de clinique adjoint à l'Hôpital des Enfants malades, ancien interne des Hôpitaux de Paris. — *Vade-Mécum de Posologie et de Thérapeutique infantiles appliquées.* Prix . . . . 1 fr. 50

DEGOIX (Le D^r). — *Catéchisme maternel* (19e volume de la Petite Encyclopédie médicale. . . . . 3 fr.

DEMELIN (Le D^r), accoucheur des hôpitaux de Paris. — *La Mort apparente du Nouveau-né* (mémoire couronné par l'Académie de médecine, prix de l'Hygiène de l'enfance, 1 vol. de 274 pages de la Petite Encyclopédie médicale. Prix . . . . 3 fr.

DROUET (Dr Henri). — *Nourrices sur lieu, conseil aux jeunes Mères.* Nouveau vol. (le quinzième) de la Petite Encyclop. méd. 3 fr.

DUVIARD (Auguste). — *Notes sur l'Hygiène respiratoire et cutanée de la deuxième enfance.* — Un vol. in-8°. . . . . . . 4 fr.

HUBLÉ (Le Dr Martial), médecin-major de l'armée, etc. — *Précis de la Vaccine et de la Vaccination moderne.* Prix . . . . . 6 fr.

LAURENT (Emile). — *Les Suggestions criminelles*, viols, faux et captations, faux témoignage, les suggestions en amour. Cinq portraits de criminels hors texte. In-8º de 60 pages . . . .   2 fr.

LAURENT (Dr). — *Guide pratique pour le Traitement des Névroses.* (volume de la Petite Encyclopédie médicale . . . . . .   3 fr.

MONIN (Dr E.), chevalier de la Légion d'honneur, officier de l'instruction publique. — *Formulaire de médecine pratique.* Préface du professeur PETER (6º édition). . . . .   3 fr.

E. MONIN et DUBOUSQUET-LABORDERIE (les Drs). — *Précis élémentaire d'Hygiène pratique.* Un vol. in-8 écu de 475 p.   6 fr.

MOREAU DE TOURS (Dr). — *Les Excentriques ou déséquilibrés du cerveau* . . . .   3 fr.

NOGUE (Dr Raymond). — *Formulaire spécial de thérapeutique infantile,* avec préface de M. le Dr G. VARIOT, médecin des hôpitaux, in-18 de 650 pages, cartonné. . . . .   6 fr.

OUDAILLE. — *Aux jeunes Femmes.* Prix . . . .   1 fr.

PERRIER (Dr). Mention honorable du ministère de l'Intérieur. — *Manuel indiquant les soins à donner avant l'arrivée du médecin,* le traitement des affections chirurgicales aiguës et les règles ordinaires de l'hygiène. Un beau volume de 228 pages, cartonné à l'anglaise. Prix . . . .   3 fr.

Pl-PHOCAS (G). — *Clinique chirurgicale des Enfants de l'Hôpital St-Sauveur,* 1 vol. in-8º carré de 250 pages. . . . . .   4 fr.

PINEAU (le Dr Henri). — *La femme et l'Enfant.* — Deuxième édition, in-18 de 360 pages. Prix . . . .   4 fr.

SELLE (Dr A.-E.). — *Le Guide maternel* ou *l'Hygiène de la mère et de l'enfant.* In-18 de 200 pages avec figures . . . . .   4 fr.

SMITH (Dr C.-J.), médecin praticien à Moscou. — *Thérapeutique journalière : Maladies internes et maladies des enfants,* in-8º. Prix . . . .   3 fr.

TSAKIRIS (Dr Jean), médaille de bronze de l'Assistance publique de Paris. — *Instruments anciens et nouveaux pour l'Intubation de Larynx dans le Croup.* In-8º de 132 pages, avec 25 figures dans le texte. Prix . . . .   5 fr.

VERRIER (Dr E.), lauréat de l'Académie de médecine, ancien aide d'accouchement à la Faculté. — *Hygiène de l'Enfance et de l'Adolescence* . . . .   3 fr.

A. W. VAN RENTERGHEM et F. VAN EEDEN (les Drs), d'Amsterdam. — *Psycho-Théorie.* Un fort volume in-8º de 300 pages Prix . . . .   7 fr. 50

A LA MÊME SOCIÉTÉ D'ÉDITIONS

ANDRADE (Pr). — **Leçons de mécanique physique.** . . **10 fr.**

AUVARD et PINGAT. — **Hygiène infantile ancienne et moderne** . . . . . . **1 fr. 50**

BARATOUX. — **Guide pratique pour l'examen des maladies du larynx, du nez et des oreilles** . . . . . **6 fr.**

BAUDRON. — **Hystérectomie vaginale, appliquée au traitement chirurgical des lésions bilatérales des annexes de l'utérus** (opération de Péan). 1 fort vol. in-8º de 400 p. . **10 fr.**

BERTILLON (J.). — **Cours élémentaire de statistique administrative. Elaboration des statistiques. Eléments de démographie.** . . . . **10 fr.**

CALMETTE. — **Le Sérum contre le venin des serpents.** . **3 fr.**

CASTEX (A.). — **Maladies du larynx, nez et oreilles** . **2 fr.**

CAZIN. — **Des origines et des modes de transmission du cancer.** Grand in-8º de 100 pages . . . . **5 fr.**

CLADO. — **Traité des tumeurs de la vessie.** 1 fort vol. in-8º de 750 p. 18 tableaux et 126 gravures dans le texte . . **16 fr.**

DEMELIN. — **La mort apparente du nouveau-né** (couronné par l'Académie de médecine). **3 fr.**

DÉMENY. — **L'Éducation physique en Suède** . . **2 fr. 50**

DURANTE. — **Dégénérescence secondaire du système nerveux** . . . . **8 fr.**

DUFOUR. — **Lésions des nerfs de la queue de cheval et du cône terminal.** . . . **5 fr.**

GAULARD (Pr). — **Cours d'accouchements fait à la Faculté de médecine de Lille.** 4 vol. in-8º . . . . **32 fr.**

GAUTIER (Pr), de l'Institut. — **Les toxines microbiennes et animales.** . . . . . **15 fr.**

GOUGUENHEIM. — **Cours de physiologie et d'hygiène de la voix** . . . . . **2 fr. 50**

LABORDE. — **Traité élémentaire de Physiologie.** . . **10 fr.**

LETULLE. — **Guide pratique des Sciences médicales.** Encyclopédie de poche pour le praticien. . . . . . . **12 fr.**

MAREY (Pr), de l'Institut, et DÉMENY. — **L'Homme en mouvement.** (Album oblong 40/40 avec 6 planches). . . . . . . **4 fr.**

MOREAU de TOURS. — **Les excentriques ou déséquilibrés du cerveau** . . . . . **3 fr.**

NICOLLE et MORAX. — **Bactériologie clinique basée sur l'enseignement de l'Institut Pasteur.** . . . . . . **5 fr.**

PETIT et COLLIN. — **Guide militaire des étudiants, des médecins et Pharmaciens de réserve et de l'armée territoriale** (4e édition). . . . **8 fr.**

PHOCAS (Pr). — **Clinique chirurgicale des enfants de l'Hôpital St-Sauveur.** 1 vol. in-8º carré, 250 pages . . . . **4 fr.**

ROCHON - DUVIGNEAUD. — **Précis iconographique d'anatomie normale de l'œil** . . . **5 fr.**

TOULOUSE. — **Les causes de la Folie** (Prophylaxie et Assistance) . . . . . **7 fr. 50**

TROUSSEAU (A). — **Travaux d'ophtalmologie** . . . . . **3 fr.**

www.ingramcontent.com/pod-product-compliance
Ingram Content Group UK Ltd.
Pitfield, Milton Keynes, MK11 3LW, UK
UKHW020828120726
13693UKWH00002B/527